W0464322

TONI INNAUER
DIE 12 TIROLER

BEWEGUNG VON DEN TIEREN LERNEN

CSV

Vorwort
von Christian Seiler

Dieses kleine Buch erzählt eine große Geschichte. Es erzählt eine Geschichte der Verwandlung. Von winzigen Lebewesen im Urmeer, die Fische werden, von Fischen, die sich in Amphibien verwandeln, von Amphibien, die an Land gehen, von Landbewohnern, die sich in die Luft erheben, von Säugetieren, die den aufrechten Gang lernen.

Es erzählt aber auch eine andere Geschichte von uns Menschen, der angeblichen Krone der Schöpfung. Es erzählt die Geschichte, wie wir dabei sind, die grundlegenden Fähigkeiten, wir selbst zu sein, innerhalb kürzester Zeit zu verspielen. Es erzählt die Geschichte einer grausamen Verwandlung: wie wir vor unseren Computern und Bildschirmen zu Sitzriesen mit krummem Rücken und verkümmerten Muskeln verkommen, auf Kriegsfuß mit unserem Körper, entledigt der Fähigkeiten, die uns so lange ausgezeichnet haben.

Dieses Buch stemmt sich gegen diese Entwicklung, indem es den drohenden und bereits vollzogenen Verlust einer biologisch-fundamentalen Selbstverständlichkeit benennt. Der Verlust von Körpergefühl und Bewegung bedeutet, dass wir als Menschen einen wesentlichen Teil unserer Identität von uns abspalten – mit unabsehbaren Folgen für uns selbst und die Gesellschaft, in der wir leben.

Der Olympiasieger und Sportphilosoph Toni Innauer liefert in diesem Buch ein leidenschaftliches Plädoyer für den Wert von Bewegung und Körperlichkeit. Er präsentiert zwölf selbst entwickelte Übungen, die in ihrem Kern die Bewegungen von Tieren und den Fortschritt der Evolution nachahmen. Vom eleganten Flossenschlag der Bachforelle bis zum majestätischen Kreisen des Steinadlers.

Innauer nennt diese Übungen die *12 Tiroler:* Er versammelt darin zwölf Bewegungen von Lebewesen, die er aus seinem unmittelbaren Lebensbereich kennt. Und er bietet damit eine Geschichte an, die sich jede einzelne Leserin, jeder einzelne Leser aneignen können: eine Annäherung an die Fähigkeiten und Geheimnisse des eigenen Körpers. Eine Rückeroberung der eigenen Identität, die untrennbar aus den Fähigkeiten des Geistes und des Körpers besteht. Ein neues Ritual, das dabei hilft, besser in den eigenen Alltag zu finden – und sich selbst auf eine neue, tiefere Weise kennenzulernen und ganz zu bleiben.

Lest dieses Buch sehr genau. Es kann Euer Leben verändern.

PS: Unterstützt wurde Innauer bei der Arbeit vom früheren Tiroler Skicross-Profi und Sportwissenschafter Patrick Koller. Er hat die Übungen auf den modernen sportwissenschaftlichen Prüfstand gestellt und auch registriert, dass sie voll im Trend neuester internationaler Fitnesstrends liegen. Zu seiner eigenen Statur passend, machte Patrick mit der Idee zur Bärenübung das tierische Dutzend voll und hat die Serie mit seinen unterschiedlichsten Klienten einem hundertfachen Praxistest unterzogen. Die schöne und anschauliche Bebilderung der Übungen besorgte der Illustrator Andreas Posselt.

Der Verlust von Bewegung
und seine dramatischen Folgen

Unlängst traf ich auf dem Bergisel ein deutsches Paar. Er war Anästhesist, sie Steuerberaterin. Sie waren auf die Schanze gekommen, um das Skispringen besser verstehen zu lernen. Beide knapp sechzig Jahre alt, echte Bewegungsfreaks. Der Anästhesist Marathonläufer und Teilnehmer am Ötztaler Radmarathon.

Der Mann erzählte mir eine schockierende Geschichte aus den Zahnarztpraxen, in denen er arbeitet: Ungefähr die Hälfte aller Acht- und Neunjährigen, die zum Zahnarzt kommen, schaffen es nicht mehr, auf den Zahnarztsessel hinaufzuklettern. Die meisten sind zu schwer für die verfügbare Muskelkraft, aber sie sind auch koordinativ so weit hintennach, dass er sie buchstäblich auf den Stuhl hinaufheben muss.

Das, sagte der Mann, der seinen Job schon mehrere Jahrzehnte macht, habe es früher nicht gegeben. Der Stuhl sei ja nicht höher geworden, und es sei noch vor zwanzig oder auch noch vor zehn Jahren kein Problem für die Kids gewesen, auf den Sitz hinaufzukraxeln. Sie konnten also etwas, was Kinder, die zwanzig, zehn Jahre später zur Welt gekommen sind, nicht mehr können.

Ähnlich alarmierende Nachrichten bekomme ich von Kollegen, die mit mir studiert haben und Lehrer geworden sind. Wenn sie auf ihre Berufslaufbahn als Turnlehrer zurückblicken, sehen sie ein eindeutig verlaufendes Muster: Das Bewegungsvermögen, die körperliche Leistungsfähigkeit der Kinder haben sich über die Jahre dramatisch verschlechtert.

Das ist übrigens keine subjektive Wahrnehmung à la „Früher war alles besser“ von mir oder meinen Kollegen. Im Skigymnasium Stams existieren Testdaten aller jungen Sportlerinnen und Sportler, die dort jemals eine Aufnahmeprüfung gemacht haben. Sowohl der Direktor als auch die Trainer haben mir bestätigt, dass die Daten signifikant schlechter geworden sind – sogar an dieser Eliteschule der vorselektierten Bewegungstalente. In Garmisch-Partenkirchen werden seit Jahrzehnten Schülerwettkämpfe für Skispringer ausgetragen, bei denen neben den wenig aussagekräftigen Sprungkonkurrenzen auch sportmotorische Tests mitlaufen. Auch da ist eine schleichende Verschlechterung der Testresultate bei Zehn- bis Vierzehnjährigen dokumentiert und speziell vom Deutschen Skiverband ausgewertet worden.

Konkret wird beobachtet und interpretiert, dass die Kinder von Generation zu Generation deutlicher von Kollateralschäden unserer bewegungsverarmten Zivilisation betroffen sind. Sie sind schwerer, infolge eines höheren Anteils an Körperfett. Sie machen in der Kindheit weniger Erfahrung mit freien, spielerischen Bewegungsformen und motorischen Primärerfahrungen. Was das Skisprungspezifische betrifft, schnitten sie bei Tests der Sprungkraft, Balancefähigkeit oder im Koordinationsvermögen schlechter ab als frühere Generationen.

Der Grund dafür ist eine sich verändernde Kultur. Vieles, was für mich oder meinen Koautor Patrick Koller noch selbstverständlich war, kommt im Leben junger Menschen nicht mehr oder viel seltener vor. Das Leben ist reglementierter, die Ernährung üppiger, Freiheit und Erfahrungsraum der Kinder werden von denen beschränkt, die sie beschützen wollen. Weil sich die Eltern dieser Tage viel mehr und aufmerksamer um die geringere Anzahl ihrer Kinder kümmern können, werden sie übervorsichtig. Vor allem, wenn es ihnen selber schon an sportlicher Erfahrung mangelt. Wenn Patrick als Kind Ski fahren gegangen ist, musste er nicht nach jeder Abfahrt bei den Eltern anrufen, dass er noch lebt. Er ist nach Hause gekommen, wenn es dunkel wurde, und selten wurde er gefragt, ob er eh nicht zu schnell unterwegs war. Deshalb konnte er – so wie mein Bruder und ich – auch viele Erfahrungen machen, die nötig sind, um die Basis unseres Bewegungspotenzials nicht verkümmern zu lassen: hinfallen, irgendwo runterkugeln, wieder raufkraxeln und beim nächsten Mal nicht mehr ausrutschen oder hinfallen. Unsere Eltern und später auch die Trainer wussten, wie wichtig es ist, dass wir Kinder eigene Erfahrungen sammeln, selber draufkommen, was machbar ist, und damit auch Grenzen und eigene Ängste erkennen, respektieren und Kompetenzen erweitern können.

Aus der Sportwissenschaft ist bekannt, dass Sportler die wesentlichen technischen Fähigkeiten für ihre Sportart schon relativ früh ausprägen müssen, nämlich in einem Zeitfenster vor dem 14. Lebensjahr. Da müssen die Jugendlichen also bereits den Kernablauf eines guten Skisprungabsprungs oder die Rückhandtechnik beim Tennis internalisiert haben. Schon mit zehn, zwölf Jahren sind Kinder kognitiv so weit, komplexe Anweisungen zu verstehen, technische Feinheiten zu begreifen, Bewegungsanweisungen auszuprobieren und umzusetzen. Das findet am leichtesten – wie auch der Spracherwerb – in einem bestimmten Zeitfenster der persönlichen Entwicklung statt. Die optimale Zeitspanne, um erste Feinheiten und die intuitiv richtige Einschätzung der dazugehörigen Rahmenbedingungen so gut zu erlernen, dass sie im „Unterbewusstsein“ bzw. im Kleinhirn eingespeichert werden, kann verpasst werden. Die Konsequenz davon ist, dass später nur noch sehr schwer ein stabiles Wettkampfverhalten erreicht werden kann. Wer spät berufen ein Musikinstrument, eine Sprache, Golf oder Tennis erlernt, kennt ein ähnliches Phänomen: Überspitzt gesagt muss man zu viele Details gleichzeitig mit dem Großhirn steuern. Vieles, was beim Kind, ohne nachzudenken, einfach läuft, ist bei uns umständlich an Worte statt an motorische Erinnerungen gebunden, also „bewusstseinspflichtig“. Man läuft Gefahr, sich dabei selbst im Weg zu stehen. Man wird zwar kein Virtuose mehr werden, aber es kann auf eine andere Art trotzdem viel Freude bereiten.

Aus dem Spitzensport aber weiß man, dass die Bewegungen automatisiert und in feinsten Variationen im Kleinhirn verankert sein müssen, damit ein Sportler überdurchschnittliche oder gar Weltklasseleistungen abliefern kann. Gleichzeitig aber – und da kommen wir zurück zu unserem Thema – braucht er eine breite motorische Vielseitigkeit rund um seine Kernsportart, um die komplexen Feinheiten seiner Disziplin in weiterer Folge optimal auszuprägen und zu bewältigen. Ein Kind, das schon von Beginn an wie ein Roboter nur auf Spezialfähigkeiten getrimmt wird, ohne dass auch motorische Neugierde und Lernfähigkeit gefördert werden, wird gewisse Fähigkeiten ausprägen – aber mit Sicherheit in seiner Entwicklung an einem früheren Punkt stecken bleiben. Oder es verliert die Lust, weil es sich nicht als Entdecker, sondern als lebendes Kopiergerät fühlt.

Gerade im Leistungssport hat man längst erkannt, dass weder die totale Spezialisierung noch die überbordende und zeitaufwendige Vielseitigkeit zielführend sind. Die moderne Trainingslehre setzt auf sportartbezogene Vielseitigkeit und Variabilität, um Spitzensportler in die oberste Leistungsetage zu bringen. Dort taugen Talent und Fleiß als Eintrittskarten, dann aber werden Originalität und Fantasie immer wichtiger.

Aber nicht nur die Vielseitigkeit fehlt vielen Kindern. Viele haben bereits Schwierigkeiten, eine klassische Rolle vorwärts, einen „Purzelbaum“, zu machen. Das begann bei Kindern aus dem städtischen Umfeld. Aber inzwischen ist es auch bei Kindern in ländlichen Gegenden, sogar bei denen im Alpenraum, ein Problem.

Meine Lehrerkollegen führen das unter anderem darauf zurück, dass die Digitalisierung inzwischen flächendeckend bei uns angekommen ist – und nicht nur mit ihren zweifellos großartigen Facetten. Computer und Spielkonsolen gibt es praktisch in jedem Haushalt. Sie prägen die neuen Gewohnheiten von Erwachsenen, aber auch von Kindern. Kinder, die früher im bewegungsbetonten Spielen und Sporteln im Freien ihre Freude und Herausforderungen gefunden haben, sitzen jetzt vor ihren Konsolen und gamen – wenn sie nicht das Glück haben, dass ihre Eltern, Großeltern oder Trainer sie für Bewegung, Natur und Sport begeistern können. Da gibt es in der Stadt übrigens inzwischen fast mehr Angebote als auf dem Land. Die Faustregel, dass sich Kinder aus Städten nicht so gut bewegen können wie die vom Land, stimmt also inzwischen gar nicht mehr. Der Schwund der motorischen Fähigkeiten ist am Land sogar stärker ausgeprägt als in der Stadt.

Es gab – und gibt – gesellschaftlich einen großen Konsens darüber, dass in jedem noch so abgelegenen Winkel unseres Landes Glasfaserkabel verlegt werden, damit das Internet perfekt funktioniert. Auch die Lehrer sind auf den Zug aufgesprungen und unterrichten die Kinder mit digitalen Anreizen, oft sogar schon in der Volksschule. Die Coronakrise hat ihren Teil dazu beigetragen und das „Digital Learning" befördert. Diese Uhr wird nicht mehr zurückzudrehen sein.

Ich bin kein Feind von Laptop und Smartphone. Längst laufen auch all meine unterschiedlichen Tätigkeiten darauf zusammen. Sie erleichtern es mir, meinen Arbeitsplatz nach Lust und Laune zu verlagern und trotzdem jederzeit an alle relevanten Daten und Informationen zu kommen.

Aber ich bin nicht der Meinung, dass unsere Kinder möglichst frühzeitig digital fit gemacht werden sollen. Wer seine Kinder als zukünftige Spitzenleister auf dem Gebiet des Programmierens sieht – ja, für den gelten strukturell ähnliche Lernbedingungen und Zeitfenster wie für Spitzensportler, aber auch dieselben Einseitigkeiten.

Im Gegensatz zur Digitaloffensive haben Sport und Bewegung an den Schulen einen schweren Stand. Sie werden mehr oder weniger wegrationalisiert. Man beginnt zu übersehen, dass Kinder nicht nur einen Körper haben, der sich entwickeln muss, sondern auch Körper *sind*. Die Abschaffung oder Reduktion von Bewegung und Turnen an Schulen hätte noch vor fünfzig Jahren keinen gravierenden Einfluss auf die körperliche Verfassung der Kinder und die Volksgesundheit gehabt. Ganz einfach, weil sich Kinder außerschulisch noch viel mehr bewegten – und Junkfood noch keine Rolle spielte. Unsere Eltern hätten nicht gewusst, worum es sich bei ADHS handelt, aber sie wussten sehr wohl, dass körperlich müde Kinder den Erwachsenen weniger auf die Nerven gehen und am Abend müde ins Bett fallen.

Körperlichkeit ist das Normalste, das Unmittelbarste, was der Mensch besitzt. Unsere Zivilisation treibt gerade einen Keil zwischen uns und unsere Körper. Das aufregende Leben findet immer mehr im Sitzen statt, meistens vor einem beleuchteten Bildschirm.

Eine absurde Vision ist Realität geworden. Vielen jungen Menschen muss zukünftig ihre Körperlichkeit, ihr menschlich adäquates Bewegungsverhalten genauso vermittelt werden wie andere, sogenannte Kulturtechniken: Lesen, Schreiben, Rechnen. Jahrtausendelang konnte niemand auf diese Idee kommen, weil allein der Alltag der Kinder dafür gesorgt hat, dass sie sich ausreichend bewegten. Erwachsene – und lange genug auch Kinder – bewegten sich bei der Arbeit, die Jüngsten vor allem aber beim Spielen und Herumtollen. Das ist vorbei. Der Lebensstil des modernen Menschen hat seinen genetischen Code auf der digitalen Autobahn überholt.

Wir müssen uns plötzlich überlegen, wie wir dem Menschen Zugang zu seinem Körper verschaffen: Wie wir uns im Überfluss ernährungsmäßig nicht vergiften. Wie wir unseren Körper pflegen und bewegen. Wie wir zu unserem gesunden Schlaf kommen.

Denn diese selbstverständlichen Fähigkeiten kommen in unserer technologisch und kommerziell geprägten Gesellschaft zusehends unter die Räder. Sie werden auf fahrlässige Weise in ihrer Bedeutung verkannt, vernachlässigt und – mit unabsehbaren Folgen für die Zukunft – sogar noch wegrationalisiert.

Während ständig neue Computerspiele und Augmented-Reality-Angebote auf den Markt kommen, in denen wir springen, rasen, fliegen und aus allen Rohren feuern können, verkommen wir in der Realität zu Wesen, die am Sessel kleben. Der moderne Mensch ist ein Sesselkleber. Die Evolution aber hat einen langen Atem.

In unserer Lebenswelt dreht sich gerade etwas um. Wir verlernen, welche Rolle der Körper als Trägermedium unseres Bewusstseins spielt. Wir sind im Begriff, den biologischen Ast abzusägen, auf dem wir sitzen. Vieles konzentriert sich ausschließlich auf den Kopf, auf Eindrücke und Impulse, die unser Gehirn und unsere Emotionen bombardieren, nach allen Regeln der Kunst besetzen und manipulieren.

Dabei sagen gerade die modernen Hirnforscher, wie stark das menschliche Gehirn und dessen Kapazitäten erst durch feinst abgestimmte Kooperationen mit unserem Körper zusammenhängen. Körperliche Aktivitäten lösen physiologische Reaktionen aus und aktivieren Botenstoffe für das biologisch-mentale Spiel. Anspruchsvolle Lern- und Denkleistungen sind langfristig erst dadurch möglich. Bewegung wie etwa Ausdauer- und Krafttraining unterstützt unsere Widerstandsfähigkeit und mentale Robustheit.

Aus dem Spitzensport wissen wir nur zu gut, dass körperlich fitte Sportler auch mental entscheidend länger stabil bleiben, wenn es besonders herausfordernd wird. Sie ermüden später und können ihre Willenskraft, Frustrationstoleranz und Überzeugungen länger aufrechterhalten. Es gelingt ihnen, länger bei der Sache zu bleiben, während der wenig Fitte bereits den aufreibenden inneren Kampf mit sich selbst führen muss.

Es scheint inzwischen fast gesellschaftlicher Konsens zu sein, dass man den Körper einfach beiseitelegt und nur den Geist weiterentwickelt. Aber die Anhänger dieser Entwicklung kalkulieren nicht mit ein, dass ihnen dann der große Schatz unseres Genpools, der die Entwicklungsschritte unserer Phylogenese, der menschlichen Stammesgeschichte, speichert, wegbrechen kann. Darin besteht unser biologisches Fundament, das uns ganzheitlich stabilisiert.

Aber nicht nur unsere Gene entscheiden über unsere Gesundheit und Leistungsfähigkeit. Epigenetische Mechanismen, die durch Umwelteinflüsse wie Ernährung, Krankheit und auch die Ausprägungen unseres Lebensstils verändert werden, nehmen laut Untersuchungen der Max-Planck-Gesellschaft eine wichtige Rolle bei der Steuerung unseres Erbguts ein, indem sie Gene ein- oder ausschalten.

Der körperliche Anteil unseres Lebensfundaments musste in früheren Zeiten nicht speziell gepflegt werden. Die Anforderungen des Alltags waren anspruchsvoll genug. Aber wir sind derzeit in einer Situation, in der wir unsere Körperlichkeit wie eine Kulturtechnik neu erlernen und ständig auffrischen müssen. Wir brauchen eine Gebrauchsanweisung dafür, wie wir tief in uns verborgene Fähigkeiten vitalisieren. Der moderne Alltag bietet das nicht mehr.

Unser Buch soll dazu einen Anstoß und einen kleinen, feinen Beitrag leisten. Es richtet sich an alle, die körperliche Wahrnehmungen in ihrem Leben vermissen, aber erleben wollen. Ganz besonders richtet es sich an Eltern, Lehrer, aber auch an Politiker mit Weitblick, neugierige Frauen und Männer, Kinder, Halbwüchsige, Seniorinnen und Senioren.

Die Beschaffenheit unseres Gehirns, vor allem unsere Großhirnrinde und unsere Reflexionsfähigkeit, unterscheiden uns von unserer tierischen Verwandtschaft. Sie haben uns ein wenig überheblich gemacht. Aber wenn wir das Animalische in uns hochmütig vernachlässigen, dann stecken wir in der biologischen Sackgasse.

Eigentlich sind die Voraussetzungen für uns gut. Wir sind die erste Generation, in der Sport unter gewissen Voraussetzungen eine gesellschaftliche Rolle spielt. In meiner Jugend war es noch üblich, dass man eine hinter die Ohren gekriegt hat, wenn man zu lange klettern, Fußball spielen oder Ski springen war, weil dann hieß es: „Arbeite was, da wirst du auch müde, und es bringt wenigstens was!"

Viele Generationen, die schwere körperliche Arbeit verrichten mussten, haben dadurch irreparable Schäden erlitten, sich buchstäblich zu Tode gerackert. Wir sind die Ersten, denen die Erkenntnisse der relativ neuen Disziplin Sport- und Bewegungswissenschaften zur Verfügung stehen, die es seit ein bisschen mehr als fünfzig Jahren in Österreich gibt.

Aber wir sind auch die Ersten, denen die digitale Revolution und Mobilitätsversessenheit nicht nur die großen, sondern auch die kleinen Wege abnimmt. Gerade stehen in den Städten nicht nur die gut ausgebauten öffentlichen Verkehrsmittel zur Verfügung, sondern ganze Flotten von Elektrorollern, die uns auch noch die letzten Meter von der U-Bahn zum Lift, die wir womöglich zu Fuß gehen müssten, abnehmen.

Damit stehen uns am Schluss für jeden Meter, den wir zurücklegen müssen, Verkehrsmittel zur Verfügung. Und wir sind begeistert darüber – klar, wir sind als Menschen genetisch darauf kodiert, dass wir Energie sparen. Aber wir haben übersehen, dass wir eine Grenze überschritten haben, jenseits derer sich unsere Bequemlichkeit an uns rächt. Wir übersehen, dass wir uns bewegen müssen, damit wir gesund, vital und lebensfroh bleiben. Wenn wir aufhören, uns zu bewegen, fallen uns die energiesparenden Innovationen auf den Kopf. Denn die Physiologie des Menschen ist nicht darauf eingestellt, dass wir aufhören, sie zu benutzen.

Immer mehr werden Gesundheit und Beweglichkeit zu einer Domäne der gebildeten Menschen. Sie entwickeln ein ganz anderes Bewusstsein für die beschriebenen Probleme als die übrigen. Aber Bewegung sollte kein Privileg der gebildeten Klassen sein. Bewegung ist ein Fundament für jeden von uns – wie Hygiene und Körperpflege. Inzwischen wissen wirklich jede und jeder, dass sie täglich ihre Zähne putzen sollen. Warum also wissen nicht alle, dass sie ihre Wirbelsäule bewegen sollen?

Wenn ich die Zähne nicht putze, bekomme ich Karies, das ist jedem klar. Aber dass Nerven, Bandscheiben und Muskeln rund um die gesamte Wirbelsäule Probleme bereiten, wenn sie zu lange nicht mobilisiert und gekräftigt werden, weiß eben nicht jeder. Das Problem wächst mit jedem Kilogramm Übergewicht. Mit Ernährung und vor allem Bewegung kann und muss man dagegenhalten. Dieses Wissen ist essenziell. Es muss vermittelt werden.

Ich bin Realist. Ich glaube nicht daran, dass die Schulen plötzlich umschwenken und der Bewegung von heute auf morgen den Stellenwert einräumen, den sie verdient. Es wäre zwar gut und richtig, aber es wird nicht geschehen, solange unsere Gesellschaft andere Prioritäten setzt. Es gibt viele Industrien, die daran verdienen, dass Menschen mit Beschwerden leben. Sie haben kein Interesse an Aufklärung und Prophylaxe. Das läuft ihren Interessen entgegen.

Aber wir wollen nicht untätig warten, bis sich Politikerinnen und Politiker endlich entschlossen des Themas annehmen. Es wird dauern, bis die volksgesundheitlichen Probleme so drastisch sind, dass die Verantwortlichen nicht mehr wegschauen können. Sie werden mit entschlossenen Lenkungsmaßnahmen so lange warten, bis die Folgekosten der jetzigen Versäumnisse in Form von Übergewicht und Diabetes die Budgets der Krankenkassen sprengen.

Ich glaube, dass es andere Initiativen braucht, um den Stein ins Rollen zu bringen – dieses Buch soll eine davon sein. Es liefert lustbetonte Anregungen, die einfach, schnell und kostenlos umzusetzen sind – eine Art Guerillamarketing gegen die allgegenwärtigen Verführungen und falschen Versprechungen eines Marktes, der an Wachstum und nicht an Gesundheit orientiert ist.

Unsere Welt ist viel besser, als uns die täglichen Schreckensmeldungen vermitteln wollen. Die Kindersterblichkeit sinkt, die zivile Sicherheit nimmt zu, Lebenserwartung und Bildungsangebote steigen mit Ausnahme weniger Länder erstaunlich, wie Hans Rosling in seinem Buch „Factfulness“ nachweist.

Der vernünftige und artgerechte Umgang mit unserem Körper allerdings hinkt hinterher. Wir wollen mit diesem Buch ein kleines Gegengewicht schaffen.

Helft mit. Tragt die Botschaft weiter.

Wie die 12 Tiroler entstanden und was der Segen der Schlaflosigkeit damit zu tun hat

Die *12 Tiroler* entstanden in einer Zeit, als ich selbst sehr wenig Zeit zum Sporteln hatte. Ich war Sportdirektor beim ÖSV und hielt nebenbei noch eine Menge Referate, für die ich viel reisen musste. Ich war dauernd im Auto unterwegs, wohnte immer wieder in neuen Hotels, kannte an den jeweiligen Orten weder Jogging- noch Langlaufstrecken, und Fitnessstudios standen auch nicht überall zur Verfügung.

Es war, um es abzukürzen, sehr schwierig, Sport zu treiben. Ich habe schnell gemerkt, dass mir das nicht guttut. Ich habe zum Beispiel schlecht geschlafen. Als ich mich einmal im Bett herumwälzte, ist mir ein Detail aus meiner Zeit als Spitzensportler eingefallen: Baldur Preiml, der Trainer der Ur-Superadler, hat uns bereits in den Siebzigern nicht nur zu Müsliessern gemacht, sondern auch klargestellt, dass jeder für seine Gelenkigkeit selbst verantwortlich ist.

Wir sind in dieser Zeit oft zusammen am Boden gesessen, jeder hat sich ein bisschen gedehnt oder gebückt, es herrschte eine gute Stimmung. Ich sehe den Baldur wie heute vor mir, wie er seine storchenlangen, aber steifen Oberschenkel dehnt. Diese Geschmeidigkeitsübungen haben wir mit systematisch gelenkter Atmung kombiniert. Man weiß ja längst, dass die Atmung der Schlüssel dafür ist, mit einer willentlich gelenkten Tätigkeit Einfluss auf unbewusste, sogenannte vegetative Funktionen des Körpers zu nehmen, zum Beispiel den Herzschlag zu beruhigen. Auch alle Biofeedbacks bauen auf die Atmung auf, weil sie so Zugang zu unbewussten, autonom gesteuerten Vorgängen im Körper herstellen können.

Also bin ich mitten in der Nacht aus dem Bett aufgestanden und habe auf dem Spannteppich begonnen zu dehnen. Es war leicht zu spüren, wo sich der Körper gerade wehrt, wo es zwickt. Meine Nackenmuskulatur und der Lendenbereich haben mir wehgetan, weil ich den ganzen Tag nur gesessen bin – im Auto, in Sitzungen, im Flugzeug.

In diesen Nächten habe ich ein entscheidendes Erlebnis gehabt. Ich habe gemerkt, dass es mir schon nach zwanzig Minuten eindeutig besser geht, wenn ich gemütlich bestimmte Übungen mache. Mein Körper hat sich bei mir für die Bewegungen bedankt, indem er mir ein wohltuendes Gefühl bereitete. Und plötzlich hatte ich nicht mehr das Bedürfnis, eigentlich aus meinem Körper herauszuwollen und endlich schlafen zu können, sondern ich habe mich in meiner Haut wieder wohlgefühlt.

Jeder von uns hat seine spezifischen Schwachstellen. Wobei: Wir modernen Menschen haben ja alle ziemlich ähnliche Schwachstellen, die aus unserer ziemlich uniformen Lebensführung resultieren. Wir reisen durch die Welt, in engen Sitzen, angeschnallt und schlecht durchblutet. Wir sitzen vor dem Computer, meist mit schlechter Haltung, und malträtieren unsere Halswirbelsäule. Was wir da tun, ist gegen alle Grundsätze der Ergonomie. Und das holt uns in Summe zwangsläufig ein, beschert uns Verspannungen, die sich beim Hinlegen nicht mehr von selbst lösen. Dann ist es Zeit, nachzuhelfen.

Manche kennen die Situation: Um Mitternacht erschöpft ins Bett gefallen, nach vier Stunden aufs Klo, dann hellwach im Bett, obwohl man sich doch richtig erschlagen fühlt. Statt mich jetzt unzufrieden im Bett herumzuwälzen, bin ich das Problem anders angegangen: Licht nicht aufdrehen, um nicht „noch wacher" zu werden. Im Dunkeln langsam dehnen und ausschließlich in meinen Körper hineinspüren und „hineinatmen", direkt in die strapazierten Muskelregionen.

Nur Körper sein, nur spüren.

Alle anderen Gedanken, zum Beispiel an den vergangenen Tag oder an die morgigen Aufgaben, vorbeiziehen lassen, nicht beachten. Wieder „Tier sein", Körperlichkeit fühlen, Dehnung, Mobilisation, sich zusehends ins „biologische Hier und Jetzt" sinken lassen …

Nach zehn, zwanzig Minuten, in denen ich mich in der Dunkelheit der Nacht mobilisiert und gedehnt habe, bin ich ins Bett zurückgegangen. Dort hat sich das Phänomen der Behaglichkeit eingestellt. Ich fühlte mich plötzlich so wohl in meinem Körper, dass mir auch egal war, ob ich gleich wieder einschlafe. Es fühlte sich einfach fein an, nur dazuliegen, während ich vorher nur verflucht hatte, dass ich schon wieder nicht schlafen kann.

Durch die Bewegungen sind Körper und Geist endlich wieder zur vorgesehenen Einheit geworden. Ich bin wieder Körper. Ich fühle mich wohl in meiner Haut. Es ist schön und erholsam – sogar ohne Schlaf. Und dann schlafe ich auch schon ein.

Die Übungen mache ich übrigens nicht im Schlafzimmer, sondern – wenn es geht – in einem anderen Raum.

So sind mir diese ruhigen, entspannenden Übungen wie Tiere quasi über Nacht zugelaufen – jene unter den *12 Tirolern,* bei denen es vor allem um Mobilisierung, Dehnung und Schwingungsweite in Gelenken geht: der Salamander, der Gamsbock oder die Ringelnatter.

Natürlich habe ich im Laufe meines Lebens viele Übungen kennengelernt – als Sportstudent, Profisportler, als Trainer oder Tennislehrer und Golfer. Jeder Sport kennt seine speziellen Übungen. Als rechtshändiger Tennisspieler zieht es zum Beispiel immer in der rechten Schulter, und man hat im rechten Halswirbelbereich Verspannungen – das ist für einen Tennisspieler ganz normal. Dafür entwickelt man dann eben spezielle Übungen.

Genauso haben wir Springer ganz spezifische Beweglichkeits- und Stabilisationstechniken gelernt. Aber wir haben, um „im Schlaf" aus jeder Position in die tiefe, balancierte und bewegungsbereite Hockposition zu kommen, ausgesuchte Stretching- und Yogaübungen ausprobiert, mit Pilates und Feldenkrais experimentiert. Aktiv, passiv, mit oder ohne Gewicht.

Moshé Feldenkrais, eigentlich ein gelernter Physiker, hat mit seinen Übungen genau diese entscheidende Verbindung zwischen Körper und Identität, Individualität und Wohlfühlen zelebriert. Das waren erstaunlich langsame, hohe Konzentration erfordernde Übungen im feinstmotorischen Bereich, kombiniert mit der richtigen Atmung. Skispringer sind ja seit Generationen auf der Suche nach speziellem Übungsgut, das die Körperwahrnehmung verfeinert, die Symmetrie im Bewegungsapparat und den Muskeltonus optimiert. Der Körper und die reibungsfrei und spielerisch abrufbaren, feinst getakteten Bewegungsabläufe sind das wertvollste Instrumentarium für Hochleistungssportler.

Vor vielen Jahren sind die „Fünf Tibeter“ aufgetaucht. Aber auch das Buch „DKB System. Dehnen – Kräftigen – Bewegen“ von Eduard Lanz und Dr. Helmut Aigelsreiter, dem seinerzeitigen Leiter der Bundesanstalt für Leibeserziehung in Graz. Hier wurden meine Frau und ich zu Langlauftrainern ausgebildet. Die schlechtere Langlaufhälfte (also ich) machte in Graz sogar noch die Ausbildung zum Tennislehrer.

Dieser Schatz an Bewegungen ist nach neuesten Erkenntnissen im Gehirn gespeichert. Ich habe aber das Gefühl, dass auch mein Körper eine Erinnerung daran hat, in Muskeln, Bändern und Sehnen, vielleicht sogar Organen. Wenn es irgendwo leicht schmerzt oder ich eine Bewegung nicht vollständig ausführen kann, dann fällt mir dazu spontan eine Übung, ein Reiz oder ein Ausgleich ein. Zu rekonstruieren, woher der Impuls kommt, braucht da schon länger: Habe ich die Bewegung selbst erfunden? Habe ich eine Standardübung weiterentwickelt? Kommt die Bewegung aus dem Studium, aus dem Yoga, Feldenkrais, Taekwondo, von Baldur Preiml, dem Titleist Performance Institute für Golfer oder gar noch von Willi Dungl?

So ist diese „animalische“ Reihe von Übungen in Ansätzen entstanden.

Schon als aktiver Sportler habe ich diesen steuerbaren Zusammenhang zwischen Körper und Geist genutzt, um vor und beim Wettkampf Rituale einzusetzen. Als Bub konnte ich das noch nicht. Da war ich nur nervös und habe gehofft, dass der Wettkampf bald vorbei ist und hoffentlich irgendwie gut ausgeht. Später habe ich gelernt, dass ich die eigene Befindlichkeit beeinflussen kann. Dass ein gutes Körpergefühl die Wahrscheinlichkeit erhöht, dass ich im Wettkampf meine Leistung bringen oder sogar über mich hinauswachsen kann.

Ich habe gelernt, sogar bei Konkurrenten wie Hans-Georg Aschenbach oder dem Schweizer Walter Steiner abgekupfert, die richtige Atmung, bestimmte Bewegungen und Aufwärmübungen in Ritualen unterzubringen, die mir nach und nach bei jedem Wettkampf das Gefühl gegeben haben, zu Hause zu sein – egal ob ich in Seefeld auf der Schanze stehe oder in Sapporo oder in Vikersund.

Man kann mit einer bestimmten Abfolge von Übungen seinem Körper und sich selbst Normalität und Wohlbefinden vermitteln. Der Atem ist vertraut, egal in welcher Zeitzone man sich gerade befindet. Die Atmung ist das Tor zu den vegetativen, willentlich nicht lenkbaren Abläufen in uns, sie eicht und kalibriert uns. Ein Ritual aus zweckmäßigen Übungen und passend gelenkter Atmung lässt jene vertrauten Gedanken und letztlich das Gefühl entstehen, dass wir bei der bevorstehenden Herausforderung mit hoher Wahrscheinlichkeit unser Bestes geben können.

Wenn wir bei der Anwendung des Rituals positive Erfahrungen machen, entstehen Rückkoppelungen, die Wirkkraft und Magie unseres Rituals noch verstärken. Im Idealfall kommt man durch persönliche Rituale leichter in die sogenannte Zone, in der Denken, Fühlen und Handeln zusammenfallen, in der alles klar und einfach wird. Intuition und Logik stehen sich nicht mehr im Weg, sie tanzen.

Darum suchen Sportler immer wieder ihre Rituale. Rituale kalibrieren und geben Halt und Orientierung. Sie vermitteln das Gefühl, dass wir uns irgendwo festhalten können, selbst wenn sich rundherum die Situationen und Bezugspersonen oder die Gesichter der Konkurrenten ändern.

Die Kraft dieser Rituale habe ich mir bei der Entwicklung der *12 Tiroler* zunutze gemacht – nicht nur als biologische Gutenachtgeschichte für Bettflüchtige. Das ist der eine Teil der bunten tierischen Auswahl.

Dazu kamen die stabilisierend kräftigenden und aktivierenden Übungen, die ich immer wieder nach dem Aufstehen (und das kann auch nach einem mittäglichen Power Nap sein) als „Quick Six“ zelebriere. Sechs vitalisierende Tierchen sechsmal zügig nacheinander gemacht, und schon fühle ich mich kompakter, stärker, konzentrierter und stabiler, ein bisschen aufgeladen vom Mythos der munteren Bachforelle, des rückenstarken Dachses, des Rothirsches oder der Wucht von Patricks Bären.

In jahrzehntelangen Selbstversuchen und in der freudvollen Arbeit mit Weltklassesportlern, Kindern und motorischen Normalverbrauchern aller Altersgruppen entwickelten sich die Übungen. Die passenden Bezeichnungen standen schließlich unwiderstehlich im Raum.

In der DNA unserer *12 Tiroler* steckt nicht nur unsere animalische Urgeschichte. Auch viele eigene Erfahrungen, Reaktionen und Feedbacks von hunderten Menschen haben ihren Teil dazu beigetragen – zum Beispiel aus der eigenen hochsportlichen Familie, vor allem durch die feinsinnige Expertise meiner Frau. Viele Beobachtungen und Rückmeldungen stammen von den durch Patrick Koller betreuten und trainierten Gästen aller denkbaren Leistungskategorien und Altersgruppen. Sie verfeinerten unsere Einschätzungen. Die Abstimmung und vor allem auch die Abstufung der getroffenen Schwierigkeitsgrade der Übungsserie entstanden in den Laboratorien der gelebten Praxis.

Die Zwölf aus Tirol
und warum wir sie ausgewählt haben
Toni Innauer und Patrick Koller im Gespräch

Warum heißt dieses Buch „Die 12 Tiroler"? Toni Innauer, Sie stammen ja bekanntlich aus dem Bregenzerwald.

Toni Innauer: Als bekennender Bregenzerwälder schreibe ich eine Hommage an das sportliche Tirol, das meine berufliche Lebensgeschichte geprägt hat. Sportlich wurde ich sehr stark in Tirol sozialisiert, durfte ab vierzehn am Skigymnasium in Stams mit Baldur Preiml Begabtenförderung vom Allerfeinsten erleben. Als Vorarlberger wurde ich sogar einmal Tiroler Meister im Skispringen, weil mein Schulkollege Hanspeter mich unvorsichtigerweise nach Breitenwang zu den Tiroler Meisterschaften mitgenommen hat. Hanspeter Wagner selbst ist inzwischen dort Langzeit-Bürgermeister. Damals ist er hinter mir Zweiter geworden, so wie ich drei Jahre später bei den Olympischen Spielen 1976 auf meinem Tiroler Schicksalsberg hinter Karl Schnabl ...

Nach meiner aktiven Karriere habe ich dann in Innsbruck zu studieren begonnen. Damit begann eine ganz wichtige Phase, die ich dann allerdings in Graz abgeschlossen habe. Mein Probejahr als Lehrer absolvierte ich schon wieder am Gymnasium am Adolf-Pichler-Platz in Innsbruck. Gleichzeitig begann ich als Trainer im Schigymnasium und beim ÖSV. 1989 wurde ich blutjunger

Cheftrainer unserer Skispringer und schließlich ab 1993 für über siebzehn Jahre nordischer Sportdirektor im Österreichischen Skiverband, der seinen Sitz in der Olympiastraße in Innsbruck hat.

Meine sportliche Entwicklung hat sehr viel mit Tirol zu tun. Mit Stams, der Uni, dem ÖSV – und zuletzt auch mit unserem Sohn Mario, der gemeinsam mit seinem Freund Gregor Schlierenzauer auf der Schanze in Natters beim SV Innsbruck Bergisel zum Skispringer wurde. Heute bin ich Ehrenobmann dieses kleinen, aber feinen Skisprung-Vereins. Für den Tennisclub Natters, in dem Platz 2 und 3 vom Auslauf der Sprungschanzen getrennt werden, habe ich viele Jahre mit meinen Studienkollegen und ehemaligen Professoren in der Tiroler Landesliga begeistert Tennis gespielt. Mein Büro unserer Agentur Innauer + (f)acts befindet sich in Innsbruck, und viele Geschäftspartner wirken in Tirol. Das Land ist also seit fast 45 Jahren mein Lebensmittelpunkt, unsere Kinder Lisa, Jakob und Mario sind in Tirol zur Schule gegangen. Wenn sie sprechen, hört man das am deutlichsten bei unserem Jüngsten.

Was stand also am Anfang dieses Buches?

Patrick Koller: Am Anfang steht die Tatsache, dass wir Menschen vieles von unseren tierischen Vorfahren im Erbgut und im Bewegungsrepertoire haben und uns so vielseitig wie Tiere bewegen sollten. Wir wollen Zivilisationsschäden und -krankheiten entgegensteuern und unsere dem Lebensstil geschuldete Bewegungsträgheit mit einem simplen, aber gleichzeitig ausgeklügelten und wirksamen Programm überwinden. Und Spaß soll es auch machen.

Toni Innauer: Stammesgeschichtlich sind wir Menschen ja, wie die Evolutionstheorie nahelegt, aus dem Tierreich hervorgegangen. Wenn man nicht buchstäblich an den Schöpfungsmythos glaubt, dann ist das Leben im Wasser, im Urmeer entstanden. Zunächst über Einzeller und sehr einfache Lebensformen, bis sich Wesen ausprägten, die sich selbst orientieren, bewegen und fortpflanzen konnten, bis schließlich fischähnliche Wesen auftauchten.

Darum ist unsere erste Übung auch die Bachforelle – vielleicht kein Tier, das ausschließlich in Tirol lebt, aber sie hat einen klaren Bezug zum Alpenraum. Fische wurden zu Amphibien, zu Kriechtieren, zu Schlangen – das war der Prozess, der sich über Jahrmillionen bis zum Säugetier weiterentwickelte, zu jener Klasse der Wirbeltiere, der auch wir Menschen angehören.

Natürlich fasziniert mich als Skispringer ganz besonders das Wunder, dass – und warum – manche Lebewesen fliegen lernen konnten. Darum stehen auch der Adler und der Schwan als wichtige Figuren in unserer Übungskette, die man auch als kreativ und freihändig gestaltete Evolutionsreihe betrachten kann. Wir haben auch Insekten und Spinnentiere wie die Grille und die Kreuzspinne dabei. Wir spielen mit der kraftvollen Symbolik aller Tiernamen und ordnen sie sinnvoll aufeinander aufbauenden Bewegungselementen zu. Die Übungsfolge bildet einen Teil des grandiosen Prozesses nach, wie die unterschiedlichsten Lebensformen im Lauf der Evolution entstanden sind.

Wer diese Übungen macht, erfährt also die Evolution im Schnelldurchgang immer wieder am eigenen Leib?

Toni Innauer: Sagen wir so: Wer die Übungen konsequent durchführt, erweckt intuitiv genetisches Erbe wieder und erfährt am eigenen Leib, wie das Leben entstanden sein könnte. In diesen Zusammenhängen liegt eine gewisse Magie. Wir wissen aus dem Sport, aber auch aus der Placeboforschung, dass unsere Imaginationskraft eine gewaltige Energie birgt – nicht nur zur Beeinflussung von anderen, sondern auch von uns selbst. Die *12 Tiroler* knüpfen, ernsthaft und augenzwinkernd zugleich, an den uralten animalistischen Glauben an, der sich bei gewissen Naturvölkern und indigenen Stämmen erhalten hat. Diese Menschen leben mit der Überzeugung, dass sie sich die herausragenden Eigenschaften der gejagten Tiere durch Rituale, Tänze, Schmuck, Bekleidung oder spezielle Tattoos aneignen können. Und natürlich wollen sie sich auch durch den Verzehr dieser Tiere deren übermenschlich ausgeprägte Eigenschaften wie Kraft, Mut oder Ausdauer „einverleiben".

Nicht von ungefähr bewundern wir die überragenden Leistungsfähigkeiten der Tiere, die schiere Kraft des Bären oder den unfassbaren Gleichgewichtssinn des Gamsbockes. Aber wir Menschen haben ihnen körperlich doch zwei wesentliche Aspekte voraus: Wir sind die besseren Allrounder, die Zehn- bzw. Zwölfkämpfer im Tierreich. Und wir werden älter als die meisten Tiere, wenn wir unsere spezifische menschliche Lernfähigkeit und größere Plastizität des Gehirns nützen.

Wir begeben uns also auf die Spuren der Naturvölker, wenn wir die Tiroler ausführen?

Toni Innauer: Wir jagen und erlegen sie nicht, wir machen es weniger martialisch. Wir inkorporieren die Tiere, ohne sie zu essen, indem wir ihre Bewegungen motorisch und mental nachvollziehen, in ihre Haut schlüpfen. So wie das die Urvölker auch im Tanz, im Schauspiel und bei religiösen Ritualen gemacht haben, wobei sie sich oft auch die Insignien des Jagderfolges umgehängt haben: die Löwenzähne, Adlerfedern oder Büffelhörner. Oder sie haben sich ein Leben lang „großer Bär“ genannt. Wir machen es auf der Bewegungsebene, sozusagen von innen nach außen. Wir eifern nicht dem Löwen oder Wasserbüffel nach, sondern huldigen unseren heimischen Tieren und Lebensformen, die wie wir von der alpenländischen Topographie geprägt wurden. Zum Teil stehen sie auch unter Naturschutz, weil ihre Bestände längst gefährdet sind. Wie die Nashörner in Afrika wurden z. B. auch die Steinböcke in unseren Bergregionen gejagt. Sie galten als lebende Apotheke, pulverisiertes Steinbockhorn wurde nahezu in Gold aufgewogen. Es besitze potenzsteigernde Wirkung, hieß es.

Die Grundidee der *12 Tiroler* besteht also darin, sich dem Leben der Tiere durch Bewegung anzunähern?

Toni Innauer: Ja, und das erscheint mir ganz, ganz wichtig. Wir spüren der großen Frage nach: Wie funktioniert das Wunder Leben? Denn auch wir sind Teil der lebendigen Natur, wir modellieren sie mit unseren Übungen nach und erwecken, befreien und stärken damit Lebenskraft in uns selbst. Wir stoßen damit die Selbstregulation des Lebens in uns an. Das ist das, was die *12 Tiroler* zur Idee der *Animal Movements* beitragen werden – und zwar nicht nur rein sportmotorisch-technisch, sondern auch bewusst bildhaft, mythologisch und magisch. Sie bilden die evolutionäre

Entwicklung in ausgewählten Fragmenten ab, wir dürfen ihr mit allen Sinnen nachspüren.

***Animal Movements* sind auch ein aktueller Trend in der Bewegungslehre, richtig?**

Patrick Koller: Genau. Verschiedene Strömungen in der Trainingslehre entdecken gerade, dass man vieles aus der Tierwelt reproduzieren oder auch nachahmen kann, um das muskuläre System sehr komplex anzusprechen. *Animal Movements* ermöglichen uns, unabhängig von Geräten zu agieren und das eigene Körpergewicht im Training einzusetzen – sei es am Boden beim Kriechen oder im Stehen. Und diese *Animal Movements* wenden sich an Menschen, die *Digital Natives* sind – also ihr Leben bevorzugt vor einem Bildschirm verbringen. Das ist ein interessantes Aufeinandertreffen von Lebenskonzepten.

Was genau kann man von den Tieren lernen?

Patrick Koller: Tierbewegungen – egal ob es das Gehen wie ein Affe ist oder das Kriechen wie ein Bär – sind unglaublich komplex. Wenn wir sie nachahmen wollen, erfordert das eine extreme Kontrolle unserer Bewegungen und ist für uns Menschen extrem anstrengend. Aber dafür erlernen wir sehr flüssige Bewegungsabläufe und trainieren unsere Koordination. Es macht einfach sehr viel Spaß, zu hopsen wie ein Frosch. Mir gefällt es, einfach mal das Kindliche, unser Schauspieltalent herauszukehren und zu sagen: Ich imitiere jetzt einfach mal einen Affen! Das ist ja ganz witzig. Unsere Übungen sind eher grazile und behutsame Ausführungen.

Toni Innauer: Ich glaube, dass genau darin die Kraft liegt. Die Übungen regen unsere Fantasie an. Wir folgen also nicht nur einer x-beliebigen Bewegungsanleitung, sondern stellen uns dabei auch das jeweilige Tier und sein stammesgeschichtliches Erbe vor. Das steckt ja tief in uns drin. Viele unserer Vorfahren wie Ötzi, der Mann im Eis, waren Jäger. Sie wussten genau, wie sich ein Hirsch und ein Dachs bewegen. Und dieses Wissen steckt immer noch in uns drinnen. Im Prinzip entstanden daraus sogar Jagdtechniken: Das Wissen um das Verhalten und die Sinnesleistungen der Tiere wurde genutzt, um sich anzupirschen. Ich finde ganz wichtig, was du sagst, Patrick: Es darf uns nicht zu blöd sein, die Bewegungen von Tieren nachzuspielen. Sobald wir andere Lebewesen simulieren, bringt uns das dem eigenen Bewegungscode näher, der vielfältiger ist, als wir meinen.

Patrick Koller: Ich finde, dass unser oft sehr ernstes Leben hin und wieder ein bisschen Humor verträgt. Wir sollten nicht immer stramme, überkontrollierte Haltung wahren. Tierbewegungen befreien und sind immer auch inspirierend.

Toni Innauer: Gleichzeitig vermitteln wir damit für Kinder ein wenig Naturgeschichte, „Universum" zum Nachspielen. Wir Lebewesen haben ja verwandte Ahnengalerien.

Jeder Embryo macht im Mutterleib verschiedene Evolutionsstadien durch. Die Entwicklung zum Menschen folgt einem großen genetischen Plan. Eine kurze Zeit lang ist der Embryo zum Beispiel im Stadium eines Fisches, bevor er sich vom unspezifischen Säugetier weiterentwickelt zum Menschen mit all seinen typischen und höherrangigen Fähigkeiten.

Patrick Koller: Stimmt. Und nach der Geburt entfaltet sich ein evolutionsähnliches Übungsprogramm, bis sich die kleinen Menschlein aufrichten und gehen können. Mein Einjähriger wechselt gerade vom Alpensalamader zum Bären und Dachs. Aber er ist ja wirklich in der Anfangsstufe. Er ist nicht ganz ein Jahr alt. Er krabbelt, und er gleitet, und es entwickelt sich gerade das muskuläre Konstrukt, wobei er halt eher auf Knien und Händen krabbelt und sich sauber abstützt. Und er zieht sich natürlich auf, um zu sitzen und wackelig zu stehen.

Toni Innauer: Er dreht sich sicher auch um. Wie der Flusskrebs.

Patrick Koller: Stimmt. Und mein Vierjähriger reitet schon auf einem Pferd oder einem Bären, nämlich auf seinem Papa. Er liebt es, Tiere zu imitieren, wie jedes Kind. Und er freut sich, wenn wir das gemeinsam machen.

Toni Innauer: Es ist interessant, was für ein Programm sich da bei dem Einjährigen gerade ausprägt. Als Mensch will er sich aufrichten. Sein Wunsch bedingt zuerst eine neuronale Ansteuerung und dann die Entwicklung bzw. Kräftigung der Muskeln, die er braucht, um sich drehen und sitzen zu können.

Patrick Koller: Wenn du ein Baby in den ersten Wochen in den Arm nimmst, musst du seinen Kopf halten. Seine Nacken- und Halsmuskeln sind nicht stark genug, um den überschweren Kopf selbst zu halten. Aber es gibt nicht nach, bis der Trainingseffekt einsetzt und es stark genug ist, den Kopf länger und länger zu halten, sogar neugierig zu drehen – wie der Alpensalamander. Und so wird das Kind dann langsam reif, bis es sitzen kann und schließlich die Rücken-, Gesäß- und Beinmuskulatur kräftigt, um selbständig aufstehen zu können.

Über das Krabbeln verbessert sich die Koordination zwischen rechter und linker Gehirnhälfte. Es entwickeln sich dieses feine Zusammenspiel und die Abstimmung aller Muskelschlingen und Rezeptoren sowie der Gleichgewichtssinn, den es braucht, um irgendwann stolz stehen und gehen zu können. Oder, besser noch: um Lust aufs Stehen zu bekommen.

Toni Innauer: Das Üben der *12 Tiroler* löst eine Art Wiederbelebung, Erweckung wichtiger, aber leider vernachlässigter Grundfunktionen aus. Wenn wir uns diese Fähigkeiten in unserer Zivilisation mit zu viel Sitzen und anderen schlechten Gewohnheiten künstlich abtrainieren, schwächt das genau die Zonen, die man als Baby instinktiv gestärkt hat, um sich aufzurichten. Unsere Übungen schaffen die Möglichkeit, sozusagen immer wieder von vorne anzufangen und unsere Statik als Homo erectus einer ausgleichenden und stabilisierenden Runderneuerung zu unterziehen. Genauso, wie das Baby es tut.

Was die 12 Tiroler können
und wie man lernt, sich mit ihnen anzufreunden

Die *12 Tiroler* sind Bewegungsabfolgen, die entweder im Stehen oder im Liegen, kniend oder sitzend vorgenommen werden. Sie zielen auf Koordination und Kraft, Beweglichkeit, Gelenkigkeit und Dehnfähigkeit, Gleichgewicht, Stabilisierung und lokale Muskelausdauer – mit unterschiedlichen Schwerpunkten, je nach Übung.

In ihrer Gesamtheit erfüllen die *12 Tiroler* mehrere Funktionen. Sie verbessern die Körperwahrnehmung, das Bewegungsgefühl, die Bewegungskontrolle, die Bewegungsgenauigkeit und schließlich auch die Lust auf Bewegung. Genau die Körperfunktionen, die wir am notwendigsten brauchen.

Schauen wir uns ein Beispiel aus dem Berufsleben an, in dem Bewegungsdifferenzierung, also die Separation von Bewegungen, nötig ist. Eine Serviererin muss zum Beispiel mit ihren Beinen gehen, gleichzeitig ihr Tablett – ohne hinzusehen – balancieren und visuell erkennen, wo der Gast sitzt, und anderen dabei geschickt ausweichen.

Solche Differenzierungen gibt es in sämtlichen Lebensbereichen. Wir brauchen sie beim Autofahren, damit der rechte Arm nicht synchron anreißt, wenn der rechte Fuß aufs Bremspedal steigt. Wir brauchen sie beim Musizieren, wo die linke Hand beim Gitarrespielen etwas ganz anderes ausführt als die rechte.

Natürlich kennt und kultiviert auch der Sport diese Separationsphänomene, zum Teil ganz extrem. Beim Golf zum Beispiel muss der Unterkörper etwas ganz anderes tun als der Oberkörper und dessen Bewegungen sozusagen stabilisierend vorwegnehmen und unterstützen.

Auch diesen neuronal anspruchsvollen Bereich sprechen die *12 Tiroler* an. Dabei sind sie über ihre funktionale Bedeutung hinaus interessant. Denn zu den körperlichen Funktionen kommt noch der entwicklungsgeschichtliche Hintergrund dazu.

Das Gehirn eines Neugeborenen besitzt eine Überfülle an Gehirnzellen und Verbindungsmöglichkeiten. Die Struktur des Gehirns und dessen Funktion prägen sich später durch die Vernetzung der häufig beanspruchten und den Wegfall der nicht benutzten Anteile. Die neuronalen Funktionen und Verbindungen müssen sich finden und einspielen, erst dann prägen sich die Muskeln zum Wälzen, Kriechen, Sitzen bis zum Gehen und Springen aus. Eine ganz wichtige Zwischenstufe ist dabei das Krabbelalter, in dem sich durch die vieltausendfache Wiederholung der Überkreuzbewegungen wichtige Verschaltungen zwischen rechter und linker Gehirnhälfte manifestieren.

Das Interessante ist, dass wir mit diesen Übungen sowohl die verlorenen muskulären als auch die neuronalen Fähigkeiten vergnüglich zurückerobern und auffrischen können. Das ist die Voraussetzung dafür, dass sich ein positives Körpergefühl ausprägt, dass wir uns im eigenen Körper und erweiterten Bewegungsumfang allmählich wieder zu Hause fühlen und wieder Vertrauen in die eigene Beweglichkeit bekommen.

Das können die *12 Tiroler* leisten – wenn man sie mit Leben erfüllt und zum Ritual macht.

Die Namen weisen darauf hin, dass wir uns keine abstrakten Übungen ausgedacht haben, sondern dass wir als Menschen Teil der Natur und mit anderen biologischen Wesen verwandt sind.

Denn auch wir sind Tiere, wenn auch nur bedingt die gescheitesten. Evolutionsgeschichtlich betrachtet sind wir eine Spezies, eine Tierart, die extrem dominant geworden ist. Und das sollten wir auch nicht vergessen, sondern akzeptieren und mit Demut zur Kenntnis nehmen. Denn es tut uns gut, darüber nachzudenken, worauf wir auf diesem Planeten achtgeben sollten – weil wir selbst Teil des Wunders Leben, Teil des Ganzen sind und nicht souverän außerhalb stehen.

Auch das versuchen wir Ihnen mit den *12 Tirolern* näherzubringen.

Ein Vorteil dieser Übungen besteht darin, dass man sie immer und überall praktizieren kann. Sie haben einen klaren biologistischen, aber auch sportwissenschaftlichen Aufbau. Sie belasten, entlasten und trainieren ausgewählte Körperpartien und Funktionszusammenhänge. Und sie stiften auf eine spezielle Art Orientierung, inneren Halt, letztlich Identität.

Identitätsgefühl hat nicht ausschließlich mit unserem Geist zu tun, mit unserem Intellekt. Nicht nur unsere bewussten Gedankeninhalte und Überlegungen oder unser Facebook-Profil machen uns zu originellen Individuen. Identität kommt von innen, deutlich aus dem Zusammenspiel von Körperbewusstsein, Bewegung, Zentralnervensystem und Gehirn. Eine intensiv wahrgenommene Körperlichkeit und leibliche Präsenz, eine ausdrucksvolle „Körpersprache“ haben sehr viel damit zu tun, wie wir uns als Menschen erleben und erfahren. Dazu kommt, dass diese

Form der Selbstwahrnehmung deutlich älter ist als die intellektuelle, ich würde sogar sagen: Der Körper ist das Fundament, der Träger menschlicher Identität, auf dem die emotional-intellektuelle Dimension steht.

Physiologie, Reflexe, Instinkte und vor allem Bewegung sind die Grundlagen unseres Seins. Darauf bauen die höheren kognitiven Funktionen wie Bewusstsein, Reflexionsfähigkeit, Vernunft, Erinnerungsvermögen, Kreativität etc. auf. Aber wir brauchen stets die Basis. Wir speisen uns aus Wurzeln, die weit in die Stammesgeschichte zurückreichen, so können wir uns als komplette Menschen spüren.

Die *12 Tiroler* schaffen einen Zugang zum eigenen Körper. Sie können uns helfen und das Gefühl, wie wir unseren Körper wahrnehmen, wecken und intensivieren: Wie genial er arbeiten kann und wo die Grenzen zur Umgebung und unsere eigenen liegen, über welchen Bewegungsumfang er verfügt. Wie die Haut empfindet, all diese kleinen, nur scheinbar selbstverständlichen Eindrücke sammelt. Wir dürfen staunend registrieren, wie der Puls beschleunigt, wie wir geschmeidiger werden oder wie wir zu schwitzen beginnen. Jede dieser Funktionen ist isoliert betrachtet ein kleines Wunder. Ein Wunder, das täglich geschieht.

An dieser Stelle kommt doch wieder der Unterschied zwischen Mensch und Tier zum Tragen: Das Tier denkt über diese Phänomene nicht nach.

Aber wir können darüber nachdenken und diese hochkomplizierten Funktionen bis in die kleinste Verästelung verfolgen und analysieren – wenn wir wollen.

Das Fantastische daran ist, dass wir gar nichts über unsere Körperfunktionen wissen müssen, sie spielen sich trotzdem ab.

Die regelmäßige Bedienung aller Funktionen ist die Voraussetzung dafür, dass der Körper seinen genetischen Code lebt und hochgradig funktionsfähig bleibt.

Sonst gehen uns viele Fähigkeiten verloren, die wegen Unterforderung schwächer werden und nicht mehr so funktionieren, wie sie vom wunderbaren Phänomen Leben vorgesehen sind. Dann verlieren wir sie frühzeitig und beginnen krank zu werden, Schäden prägen sich aus.

Wir müssen unseren Körper nicht in seiner Komplexität verstehen. Es genügt, wenn wir akzeptieren, dass wir den Genpool, über den wir verfügen, diesen Bewegungscode, den wir mitbekommen haben, erfüllen und gelegentlich leben müssen.

Dafür bieten die *12 Tiroler* einen lustbetonten kleinen Ansatz, der Wirkung zeigen wird. Vielleicht steht er am Beginn eines neuen erweiterten Körpergefühls, das die Basis sichert, um ganzheitlicher leben zu können.

Die *12 Tiroler* stärken Gleichgewicht, Beweglichkeit, Kraft, Mobilität und Stabilität. Betrachten wir beispielsweise die Muskulatur. Die Muskulatur ist der faszinierende Motor unseres Bewegungsapparats – mit unterschiedlichsten Funktionen und Wirkungen. Die Leistungsfähigkeit der Muskeln stärken wir, indem wir sie dehnen und in ihrem ganzen Umfang verfügbar machen. Aber wir stärken auch ihr Kraftpotenzial.

Ab einem Alter von dreißig Jahren beginnt bei Menschen der Abbau von Muskelmasse. Das ist nicht unbedingt erfreulich, aber eine biologische Tatsache.

Die gute Nachricht aber ist, dass wir etwas gegen diesen Muskelschwund tun können.

Adäquates Krafttraining zum Beispiel bewirkt, dass die Muskelfasern an Querschnitt zunehmen und stärker werden. Der Körper kann seine Muskelmasse halten und an qualitativem Gewicht zulegen – je nach Training.

Die *12 Tiroler* sind ein Training mit dem eigenen Körpergewicht, kein spezifisches Krafttraining. Aber die Übungen wirken zur Krafterhaltung, gegen den Umbau von Muskelmasse in Körperfett, wenn weder genug Zeit noch Studio, Hanteln oder Geräte zur Verfügung stehen, wie während des Corona-Shutdowns.

Die *12 Tiroler* liefern entscheidende Impulse, um das Nervensystem und die körpereigene Chemie nicht verkümmern zu lassen. Sie helfen uns dabei, dass wir überhaupt wieder erleben und wahrnehmen, welche Muskeln wir eigentlich haben. Dass wir beim Dehnen und Kräftigen die Erfahrung machen, aha, zu meinem Körper gehören überraschenderweise auch noch Muskeln, die seit langem nicht mehr beansprucht wurden. Und wenn ich sie nicht einsetze, verschwinden sie aus meinem Körperschema, verlieren ihre Funktionalität und degenerieren.

Mit dem Abbau der Muskulatur verlieren wir aber nicht nur die Fähigkeit, schwere Gewichte zu heben, oder unseren kräftigen Händedruck. Muskeln können und leisten sehr viel mehr. Andreas Stippler erklärt in seinem inspirierenden Buch „Kluge Muskeln", dass richtige Muskelaktivität das größte Hormon- und Fettverbrennungsorgan des Körpers aktiviert, mit dem man seine biologische Uhr um Jahrzehnte zurückdrehen kann.

In der muskulären Hausapotheke schlummern Selbstheilungskräfte, deren Mechanismen die Forschung langsam richtig zu verstehen beginnt. Botenstoffe, die bei Muskelbewegung ausgeschüttet werden, senken etwa nicht nur das Diabetes-, Herzinfarkt- oder Krebsrisiko, sondern können auch die Heilungschancen bei bestehenden Krankheiten erhöhen. Sogenannte Myokine verbessern die Gedächtnisleistung und schützen vor Demenz und depressiver Stimmung.

In dieselbe Richtung weist auch die Gehirnforscherin Manuela Macedonia mit ihrem Buch „Beweg dich! Und dein Hirn sagt Danke". Sie führt den Beweis, dass durch regelmäßige Bewegung jene Gehirnareale besser durchblutet werden, die eine wesentliche Rolle beim Lernen, Abspeichern und Verknüpfen von Inhalten spielen.

Muskeln kommunizieren zudem direkt mit entzündeten Gelenken und können helfen, Schmerzen zu besiegen. Wer im Übrigen seine tiefliegende Muskulatur aktivieren kann, hat die besten Chancen, Rückenschmerzen zu kurieren.

Sepp Wiesauer, Mediziner und Doyen der Physiotherapie, legt im fein gemachten Buch „Kraft meines Alters" nach: „Krafttraining wirkt lebensverlängernd. Eine Schlüsselfunktion beim Alterungsprozess spielen die Hormone. Eine Studie zeigt, dass Krafttraining zu erhöhten Testosteronwerten führt. Kräftige Menschen sind fröhlich, selbstbewusst und fähig zur Selbstverwirklichung. Starke Persönlichkeiten sehen Herausforderungen nicht als Stress."

Das Ziel der *12 Tiroler* besteht darin, Bewegungsformen neu zu lernen und diese Bewegungen immer besser und feiner zu koordinieren. Kinder werden angelegte körperliche Fähigkeiten entfalten, Erwachsene und aktive Senioren vernachlässigte oder verschlampte wieder zurückerobern. Ein spezieller Schwerpunkt sind die typischen Schwachstellen, die sich der Körper des zivilisationsgeschädigten Menschen durch zu häufiges Sitzen erworben hat. Das betrifft speziell Hals- und Lendenwirbelsäule sowie Bauch- und Rumpfmuskulatur. Da geht es nicht darum, möglichst viel Kraft zu entwickeln, sondern sich zu stabilisieren, sich in der richtigen Position halten zu können und die Bandscheiben zu entlasten. Die Übungen helfen uns, wahrzunehmen, wann unser Rücken stabil und funktionell aufrecht und wann er eingesunken und anfällig ist.

Wir sprechen gern von Selbstverantwortung. Die Wirkung der *12 Tiroler* hat mittelfristig lindernden Einfluss auf chronische Schmerzen, die von schlechter Haltung durch Bewegungsmangel ausgehen. Das chemisch-pharmazeutische „Wegdrücken" schmerzhafter Warnsignale der beleidigten Körperregionen kann reduziert werden oder ganz entfallen, weil wir gelernt haben, mit Übungen über einen bestimmten Zeitraum viele der Defizite zu erkennen und auszugleichen. Das ist deutlich nachhaltiger, als Medikamente zu nehmen.

Als bleibende körperliche Erinnerungen an meinen unfallreichen Lebensweg trage ich doch genug neuralgische Schwachstellen mit mir herum. Es gilt, sie intelligent zu bespielen. Auch speziell dafür habe ich die *12 Tiroler* als hochbiologischen Schmerzmittel-Ersatz entwickelt und immer wieder im Einsatz. Kontinuität, Beharrlichkeit und Ritualisierung bringen langfristige Entlastung und Erfolg.

Ihr werdet bald feststellen, dass die *12 Tiroler* auch schnell wirkende energetische Aspekte haben. Sie wirken nicht nur gegen

Haltungsschäden, sondern helfen uns auch bei der Energieregulation. Wenn ich zum Beispiel weniger geschlafen habe und am nächsten Tag ganz erschlagen bin, dann mache ich meine liebsten sechs Übungen und spüre sofort, dass ich munterer werde. Ich fühle mich besser und habe weniger Scheu vor der nächsten Aufgabe, die mir bevorsteht. Die mit natürlichen Botenstoffen aufgeweckte biologische Kraft erzeugt in mir Lust auf Herausforderungen, sobald mein Energiehaushalt wieder stimmt. Die *12 Tiroler* spenden also auch kurzfristig Energie. Sie sind so aufgebaut, dass die Absolvierung der Übungen stärker vitalisiert als zwei Espressi – mittelfristig sind sie auch gesünder und günstiger. Dazu bewährt sich die persönliche „Quick-Six-Selection", eine Auswahl von sechs Tierchen mit je sechs Wiederholungen pro Tier.

Energetisch besonders wirksam ist auch ein Tagesstart mit liegenden Übungen noch vor dem Aufstehen im Bett: Es ist erstaunlich, wie gut man sich nach ein paar Minuten Bachforelle, Salamander, Flusskrebs, Grille und Dachs fühlt. Es muss nicht einmal ein Wasserbett sein, um darauf zu üben, eine Matratze genügt.

Umgekehrt kann ich auch am Abend die Übungen machen, um von den Anstrengungen des Tages runterzufahren – dann mache ich sie einfach von hinten nach vorne, betont genussvoll statt aktivierend, mit ruhigem, die Ausatmung verlängerndem Atemfluss. Beginnend mit den stehenden Übungen, arbeite ich mich „absteigend" zu den liegenden und in die Horizontale. Kräftigende, aktivierende wie den Rothirsch sollte man vor dem Schlafengehen auslassen. Als Ergebnis stellt sich wachsende Behaglichkeit im Körper ein, die mich auf einen guten Schlaf vorbereitet.

Das sind drei schnell wirkende „Einsatzformen" der *12 Tiroler.* Sie stehen mir zur Verfügung, wenn ich die Abfolgen eine Zeitlang regelmäßig übe, verfeinere, personalisiere und schließlich aus dem Effeff abrufen kann.

Es gibt keine besonderen körperlichen Voraussetzungen, die man mitbringen muss, um von den *12 Tirolern* zu profitieren, Mutter Natur hat uns alles mitgegeben. Die Übungen funktionieren für alle Altersgruppen und für alle Fitnessgrade. Natürlich gibt es auch abgeschwächte Vorbereitungsübungen zum Herantasten, in denen man sich mit dem Kennenlernen des eigenen Körpers beschäftigt. Verschiedene Gelenkswinkel werden getestet oder Muskelpartien angesprochen – ohne sie sofort strapazieren und kräftigen zu wollen. Für den Anfang kann es schon bereichernd sein, Muskeln wieder richtig anzusteuern. Natürlich kann man die Übungen zusehends steigern, bis sie am Ende auch sehr anstrengend und wirkungsvoll sind.

Sicher ist, dass die *12 Tiroler* ihre unterschiedlichen Wirkungen mit der Zeit entfalten. Sie bringen als Ritual etwas Struktur, eine kleine, feine vitalisierende Linie ins Leben. Sobald ich es schaffe, mir drei- bis viermal in der Woche zwanzig Minuten Zeit für die zwölf Übungen zu nehmen – auch und gerade wenn ich einen Riesenstress habe oder überfordert bin –, wird sich das lohnen. Unabhängig von zwanghafter Übergenauigkeit der Übungen. Allein die Tatsache, dass man durch Wiederholung zu einer Stabilität von guten Gewohnheiten kommt, hat eine positive Wirkung.

Ich bin überzeugt davon, dass gutes Leben viel damit zu tun hat, dass man gute Gewohnheiten entwickelt. Als Gegengewicht zu den schädigenden Einflüssen und Gewohnheiten, von denen es bekanntlich jede Menge gibt. Sobald man die *12 Tiroler* eine Zeitlang regelmäßig ausgeführt hat, wird man sich schon vorausblickend auf dieses Ritual freuen – auf die Übungen selbst und auf die wohltuende Wirkung, die sie entfalten.

Ich möchte noch einmal auf den Begriff des Kalibrierens zurückkommen. Die *12 Tiroler* können uns, morgens oder abends, auf unseren Körper, das biologische Trägermedium unserer Identität, eichen und als Menschen kompletter machen. Das ist eine ihrer wesentlichen Funktionen.

Ich liebe diese Kalibrierung in der Früh, in der ersten Stunde, nachdem wir munter geworden sind. Diese Stunde habe ich schon in meiner Zeit als Trainer aktiv mit meinen Sportlern genutzt. Nicht nur, um mit den richtigen Übungen eine Aktivierung wie im Frühsport zu befördern. Sondern um das Tor zur Intuition zu öffnen.

Das bedeutet, in sich und seinen Körper mit bestimmten Bewegungen und bewussten Atemzügen hineinzufühlen. Möglichst vieles sollte in der ersten Stunde des Tages ungestört, ruhig und bewusst getan werden, auch wenn es nur scheinbare Nebensächlichkeiten sind: duschen, Zähne putzen, sich anziehen, konzentriert das Frühstück zubereiten, den Tee aufstellen. Eines nach dem anderen, nicht alles zugleich, ohne E-Mails oder WhatsApp zu checken oder sich ablenken zu lassen. Sich in dieser ersten Stunde zu kalibrieren – die *12 Tiroler* können dabei eine passende Aufgabe und Unterstützung sein.

Diese Eichung findet jeden Tag von Neuem statt. Wir wechseln allmorgendlich aus dem geistig reduzierten Schlaf in den Aktivitätsmodus, vom parasympathischen in den sympathischen Arbeitsmodus unseres Nervensystems. Ich überprüfe, wie meine Denkstrukturen funktionieren, wie meine Körperwahrnehmung funktioniert.

Die Schaffung dieses Bewusstseins hat übrigens einen starken Einfluss auf dieses seltsame Phänomen der Intuition. Damit meine ich nicht nur unsere Fähigkeiten, logisch und systematisch zu denken, sondern auch Dinge zu spüren, die irgendwo im assoziativen Bereich im kollateralen Denken eingelagert sind. Das ist auch eine noch wenig untersuchte Fähigkeit, über die wir aber zweifellos verfügen. Intuition wird oft mystifiziert, aber es gibt sie ohne jeden Zweifel. Intuition verschafft uns Zugang zu einem passiven Wissen, das wir alle erfahren und erlebt haben und das uns über andere, tiefere Hirnstrukturen warnt oder auf Chancen aufmerksam macht. Nicht mit einem klaren Stoppschild, sondern mit einem vagen Gefühl.

Unser Körper, unser Gehirn und unsere Sinnesorgane verarbeiten in ihren vitalen autonom gesteuerten Funktionen viel, viel mehr als das, was wir bewusst wahrnehmen und kognitiv und rational im Kopf haben. Unzählige Informationen werden ständig unter der Bewusstseinsschwelle aufgenommen, gefiltert und reguliert. Wir nehmen etwa Temperatur oder Luftfeuchtigkeit wahr, auch wenn wir keinen Gedanken daran verschwenden. Wir wären total überlastet, wenn wir all diese Informationen und Daten bewusst verarbeiten müssten. Aber die Intuition speichert sie. Und der Körper registriert die verborgenen Informationen, interpretiert sie und reagiert mit einem Reflex oder mit autonomen Anpassungen wie der Erhöhung der Herzfrequenz – ohne dass wir das bewusst wahrnehmen. Diese Kooperation zwischen bewusster und unbewusster Wahrnehmung funktioniert besser, wenn Körper, Geist und Gefühl richtig kalibriert sind. Die *12 Tiroler* sind ein Türöffner zur Intuition.

Die *12 Tiroler* sind auch eine Art der Meditation – eine Körpermeditation mittels ritualisierter Bewegungsabläufe, nicht bloß mit dem Kopf. Meditation bedeutet, ganz im Hier und Jetzt zu sein und das sehr deutlich zu spüren. Ein wichtiges Instrument für die Meditation ist die Atmung, und die Atmung ist natürlich auch ein Thema bei den *12 Tirolern.*

Meditieren heißt im Prinzip nichts anderes, als die Gedanken auf Prozesse zu lenken, die wir gerade verrichten, die in unseren Gehirnstrukturen schon eingeprägt sind und mit jedem Mal weiter vertieft und verfeinert werden, wenn sie uns im Augenblick wichtig sind. Kann sein, dass wir an unsere Atmung denken oder auf ein Gefühl im Körper achten. Damit sind wir automatisch auf etwas konzentriert, das wir gerade selbst kreieren, mit unseren Bewegungen, unserem Atem, unserer achtsamen Wahrnehmung, mit den Bildern, die wir uns machen.

Darum sind die *12 Tiroler* auch eine Meditation. Die Übungsdurchführung erfolgt nicht unbedingt schnellkräftig, sondern langsam und präzis. Mit ein bisschen Erfahrung haben wir genau im Gefühl, welche Muskeln und Muskelgruppen früher ermüden und verspannen, welche wir sauber ansteuern können, welche Gelenke voll belastbar sind oder wo wir Unsicherheiten spüren. Wir können uns in die Bewegungen vertiefen, ihnen unsere volle Aufmerksamkeit schenken und das Ritual zur Meditation machen. Meditation stabilisiert und macht uns als Individuen unabhängiger und autarker. Das ist ein brauchbares Gegengewicht zu all den

Einflüssen, Eindrücken und Systemen, die uns im Alltag „bombardieren", einsaugen und ablenken.

Vielleicht noch ein letzter Punkt. Es ist klar, dass Freude am eigenen Körper, am Bewegen und Körpergefühl auch für einen weiteren wesentlichen Lebensbereich eine Rolle spielen: für unsere Sexualität. Die *12 Tiroler* stärken unsere Fähigkeit, uns selbst und das Gegenüber in seiner emotionalen und körperlichen Gesamtheit wahrzunehmen, Kontakt und Bewegungen intensiv, lustvoll und vital zu erleben.

Das unterstützt und bereichert den körperlichen Aspekt unserer Sexualität. Körperlichkeit ist zwar bei weitem nicht der einzige und auch nicht der bedeutungsvollste Aspekt von Erotik und Sexualität, aber ein wesentlicher. Und das unterscheidet die *12 Tiroler* übrigens von den Fünf Tibetern, die in ihrer Urform sogar eine sechste Übung kennen, deren hehres und eher nur für Yogis erstrebenswertes Ziel es ist, sich durch Körperbeherrschung und spezielle Fokussierung vom Drängen der Sexualität zu befreien.

Zwölf Handreichungen
zum Einstieg in und Umgang mit dem Übungsteil

Die Impulse zum vorliegenden Buch kamen immer wieder aus der Praxis. Nach jeder Vorstellung der Übungsserie und jedem gemeinsamen Üben fragte jemand: „Und wo gibt es Unterlagen für die *12 Tiroler?* Habt ihr ein Buch, damit wir das zu Hause auch machen können?"

Jetzt können wir allen, die mit uns gemeinsam die Tiroler praktisch erproben, danach etwas in die Hand drücken. Das hilft, um das das Erlebte wach zu halten und sich tiefer in die Übungen hineinzuarbeiten.

Natürlich können wir nicht alle unsere Leser persönlich einschulen und bei den ersten Kontakten mit den *12 Tirolern* begleiten und beraten. Was geben wir also den Käufern, die wir nicht persönlich einschulen können, mit unserer Fibel mit auf den Weg? Wie sollen sie mit dem Buch, den Erklärungen und den Bildern darin umgehen?

So viel vorweg: Es gibt nicht nur einen richtigen Weg. Wir Menschen sind sehr unterschiedlich, sehr individuell, so wie die *12 Tiroler.* Wir unterscheiden uns in Größe, Gewicht, Alter, Geschlecht, Charakter, Kraftniveau, Beweglichkeit, Ausdauer, Gleichgewichts- oder Konzentrationsvermögen, Haar-, Haut- und Augenfarben.

Evolution und Biologie haben auch innerhalb unserer Spezies kunterbunt variiert und mutiert, um das Überleben der Art in wechselnden Umfeldbedingungen bestmöglich abzusichern. Für die *12 Tiroler* bedeutet das: Viele Wege führen zurück zu unserem gemeinsamen motorischen Erbe!

Ein bedeutsamer Weg ist die Wiederholung. Rechnet damit, dass es dauern wird, bis die Übungen ihre Wirkung zeigen. Das ist ein unabdingbares Prinzip der biologischen Anpassung. Wir können es nicht mit dem Verstand und Willen erzwingen, wir müssen warten können. Die Effekte werden eintreten. All die beteiligten Systeme – nicht nur die bewusste Konzentrationsfähigkeit, sondern auch autonom-unterbewusst beteiligte und agierende Fähigkeiten, Wahrnehmungen, Reflexe oder Verschaltungen – werden angesprochen und müssen sich im Hintergrund erst neu organisieren und verfeinern. Das dauert, wir kennen das von Herausforderungen wie dem Erlernen des Balancierens auf einem Zaun oder einer Slackline. Auch Banaleres wie die Fähigkeit, barfuß und schmerzfrei auf einem Schotterweg zu gehen, kann nicht erzwungen werden. Es gilt immer, die Herausforderungen langsam zu steigern und die Anpassungseffekte abwarten zu können. Bis dann, wie durch ein Wunder, durch Training und biologische Selbstorganisation sozusagen über Nacht vieles leichter und besser geht.

Um das Warten erträglicher zu machen, gibt es dazu passende, kompakte und motivierende Texte im Buch, die man in Anwendung des eben beschriebenen Prinzips ruhig öfter lesen darf.

Eins.

Lasst Euch Zeit. Tastet Euch langsam und kontrolliert an die die Übungen heran.

Zwei.

Weniger ist mehr. Gerade am Anfang gilt, sich nicht zu übernehmen. Beschäftigt Euch zuerst mit den Basics und mit den Einsteiger-Übungen. Deren Trainingswirkung wird Euch – und das ist der gewünschte „tierische“ Trainingseffekt – im Lauf der Zeit zu einer immer bekömmlicheren Durchführung der namensgebenden Tierübungen bringen.

Drei.

Es schadet keinesfalls, wenn sich das Wesen Mensch vor dem Üben sogar ein wenig aufwärmt, z. B. zehn Minuten auf einem Ergometer oder mit einer kleinen Joggingrunde. Unsere Vorbilder, die Tiere, brauchen das übrigens nicht. Ein kleiner Unterschied darf ja wohl sein!

Vier.

Möglich, dass es bei einigen gar nicht so lange dauern wird, bis sie alle Übungen in einer ausgereiften und vielleicht sogar individuell und originell ausgeprägten Form beherrschen. Manche werden unsere „Meisterklasse“ – also jede dynamische Übung der zwölf Tiere auch mit zwölf Wiederholungen zu schaffen und die Mobilisierungsübungen in sauberer Form eine halbe Minute zu halten

– nach erstaunlich kurzer Zeit erreichen. Gratulation, damit habt Ihr die Basis für ein wertvolles Ritual gelegt!

Fünf.

Andere, vermutlich viele unter Euch, werden etwas mehr Lern- und Adaptionszeit benötigen. Das Jahr hat passenderweise auch zwölf Monate! Der Effekt der *12 Tiroler* wird aber großartig und bereichernd sein, selbst wenn man nie zu den Zirkusvariationen für die Experten vordringt oder nur sechs, dafür aber saubere und innige Wiederholungen zelebriert.

Sechs.

Langzeitziel ist es, die zwölf Übungen zu beherrschen und zwölf Wiederholungen bzw. die vorgeschlagenen Dehnzeiten zu schaffen. Ganz großartige „Auskoppelungen" sind allerdings die „Quick Six": Lieblingsübungen à sechs Wiederholungen zum Hochfahren des Energiepotenzials. Oder ein ganz im Sinne der Biologie wirkendes körperliches Erwachen, der Tagesstart mit liegenden Übungen noch vor dem Aufstehen im Bett. Ihr werdet staunen, wie gut Ihr Euch nach ein paar Minuten Bachforelle, Salamander, Flusskrebs, Grille und Dachs fühlt.

Sieben.

Je nach sportlichem Vorleben, bewegungsmäßigem Erfahrungsschatz und Ausbildungen, aktuellem Trainingszustand und Alter sind verschiedenste Zugänge und Annäherungen möglich:

Eltern oder Lehrer und Trainer können beim forschenden Erkunden und Erlernen sehr hilfreich sein. Zu zweit geht vieles leichter. Nicht nur körperlich, auch von der Motivation her. Zum Beispiel so: Eine Person übt, die andere liest und leitet aus unserem Büchlein an!

Acht.

Bitte nehmt die hier und dort auftauchenden Hinweise hinsichtlich der Vorbeugung gegenüber Überlastungen ernst. Wenn Euch eine Übung unangenehm erscheint, kann das bedeuten, dass sie nicht ganz korrekt ausgeführt wird oder Ihr Euch noch einige Einheiten lang bei den vorbereitenden Übungen aufhalten und den Trainingseffekt abwarten solltet. Keinesfalls sollt Ihr Schmerzen verspüren oder verdrängen. Das ist ein Zeichen der körpereigenen Intelligenz, eine leichtere Version zu wählen oder das betreffende Tierchen vorübergehend auszulassen!

Neun.

Manche(r) sieht die inspirierenden Illustrationen und kann der Versuchung nicht widerstehen, ohne auch nur ein erklärendes Wort zu lesen, sofort loszulegen. Wir kennen den Reiz, eine Aufgabe im motorischen Alleingang ohne verbales Sicherheitsseil mit Intuition und Experimentierfreude zu finden. Die Zeichnungen sind auch wirklich sehr auffordernd … Im Klettersport nennt man diesen Zugang „flashen“: eine Wand zu besteigen, ohne auf sie vorbereitet zu sein. Wir verstehen dieses Bedürfnis und können es auch nachvollziehen. Aber wir müssen sehr ernsthaft auf

Punkt Sechs verweisen und vor Überforderungen warnen! Jedenfalls empfiehlt sich zur „Verfeinerung“, zum „Knotenlösen“ und Detailverständnis im Nachgang immer ein Nachlesen der sorgfältig ausgearbeiteten Beschreibungen.

Zehn.

Das kopfmäßige, rationale Verstehen und genaue Nachmachen der Anleitungen ist das eine. Ihr dürft und sollt aber Eure Intuition, Euer Vorstellungs- und Darstellungsvermögen zulassen und Eure Wahrnehmung regelrecht füttern. Taucht gefühlsmäßig ein in die Magie und Bewegungswelt des jeweiligen Tieres. Spielt den Alpensalamander, *seid* die Grille oder der Rothirsch! Zirpt und röhrt, wenn Euch danach ist. Das steigert die Freude und den Trainingseffekt. Außerdem hilft es Euch, die Übungen spielerisch zu erinnern und zu verinnerlichen. Junge Sportlerinnen und Sportler machen das auch, wenn sie Vorbildern nacheifern: Sie „spielen deren Identität“, fühlen sich hinein in Abläufe und Stil ihrer Idole und entdecken dabei die ganz feinen Nuancen, die man kaum oder nur sehr umständlich verbalisieren kann.

Elf.

Anfänglich geht es um das Erlernen der Positionen und Abläufe. Es empfiehlt sich, immer wieder auch auf die Atmung zu achten. Diesen wichtigen Teil nehmt Ihr von Anfang an dazu. Ruhig, tief, und kontrolliert sollte die Atmung fließen. Man kann beim Spannungsaufbau einatmen, bei der Höchstbelastung und Stabilisierung die Atmung (und damit auch Spannung) anhalten und mit dem Einsetzen der Entspannung, dem Nachgeben danach, ruhig ausatmen. Bei Mobilisierungsübungen koordiniert und strukturiert die Atmung die Bewegung mit und gibt auch einen passenden Rhythmus vor.

Zwölf.

Das Buch soll in seiner gegenständlichen und angreifbaren Form ein Wegbegleiter, eine allgegenwärtige Erinnerungs- und Motivationshilfe sein. Die Illustrationen sind genau und inspirierend gezeichnet und werden auf Papier nachhaltig und vielleicht für Generationen erhalten bleiben. Wer will, kann sich im Buch an den passenden Stellen auch seine persönlichen Notizen machen.

Trotzdem wollen wir Übungsanleitungen auch in digitaler Form bereitstellen. Links zu den Videos findet ihr auf meinen Websites www.toni-innauer.at und www.innauerfacts.at sowie auf der Website des Verlages www.csv.at. Schaut sie Euch an und macht mit!

Gemeinsam geht's gleich viel leichter.
Euer Toni Innauer

Alle Übungen im Überblick

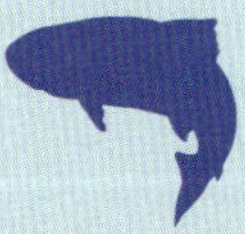

1. DIE BACHFORELLE
mit ihrer natürlichen Beweglichkeit und ihrem eleganten Flossenschlag

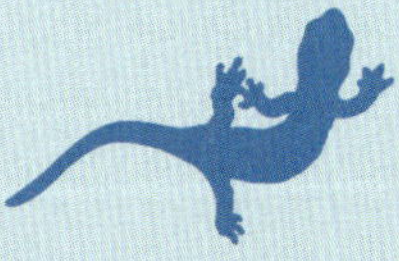

2. DER ALPENSALAMANDER
mit seinem starken Rückgrat und seiner entschlossenen Vorwärtsbewegung

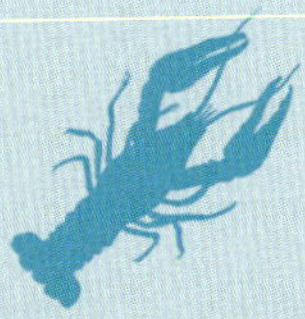

3. DER FLUSSKREBS
mit seiner zupackenden Scherenbewegung und seiner erstaunlichen Koordination

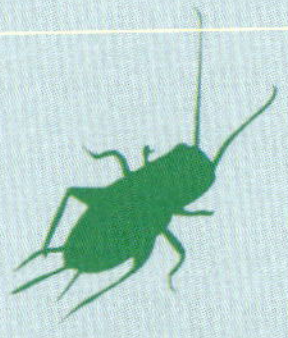

4. DIE GRILLE
mit dem kraftvollen Spiel ihrer Beine

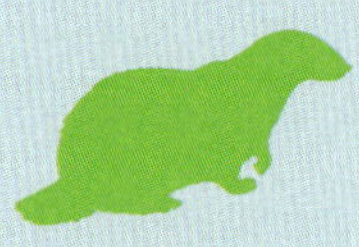

5. DER DACHS
mit der Elastizität und Stärke seines Rumpfes

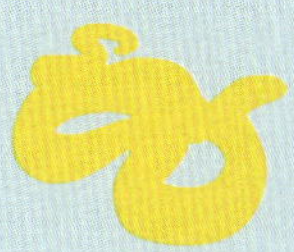

6. DIE RINGELNATTER
mit ihrer Fähigkeit, sich ohne Anstrengung zu drehen und zu strecken

Die optimale Reihenfolge

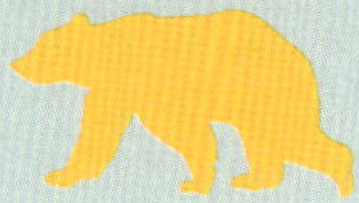

7. DER BÄR
mit seinem kraftvollen Gang und seinem behäbigen Tanz

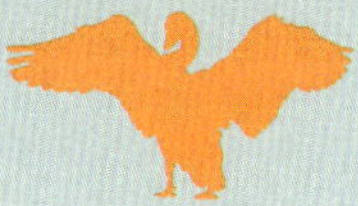

8. DER SCHWAN
mit seiner komplexen Kunst, sich aufzurichten

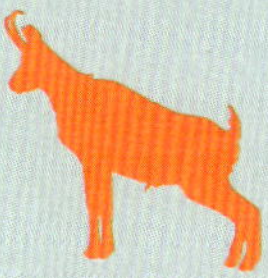

9. DER GAMSBOCK
mit der Fähigkeit, den Rücken energisch zu aktivieren

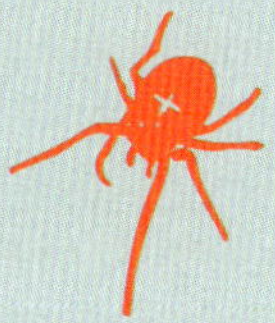

10. DIE KREUZSPINNE
mit ihren raumgreifenden Bewegungen, die nie aus der Balance geraten

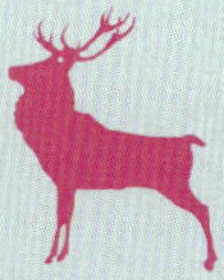

11. DER ROTHIRSCH
mit der Respekt einflößenden Macht seines Geweihs

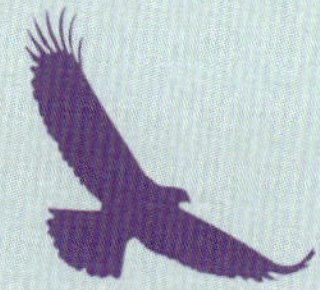

12. DER STEINADLER
mit der unbestechlichen Sicherheit seines Blicks

1.

DIE BACHFORELLE

Dieser elegante Raubfisch ist ein echter Europäer. Die Bachforelle kommt zwischen Tejo und Wolga in fließenden Gewässern vor, wo sie den Tag vorzugsweise gegen den Strom schwimmend im Uferschatten verbringt.

Mit schnellen Bewegungen des Schwanzstiels und der Schwanzflosse beschleunigt die Bachforelle nicht nur, wenn sie auf die Jagd geht – so gräbt sie auch Gruben in den Flussgrund, um ihre Eier abzulegen. Eleganz, Biegsamkeit, Dynamik: So wurde sie zum Symbol für Gesundheit und Frohsinn.

ZIEL DER ÜBUNG

Aktivierung der Lendenwirbelsäule und des Hüftbeugers.
Kräftigung der unteren vorderen Bauchmuskulatur sowie der seitlichen Bauchmuskulatur.
Kräftigung des Hüftbeugers.
Durch die Rotation Mobilisierung der Brust- und Halswirbelsäule.

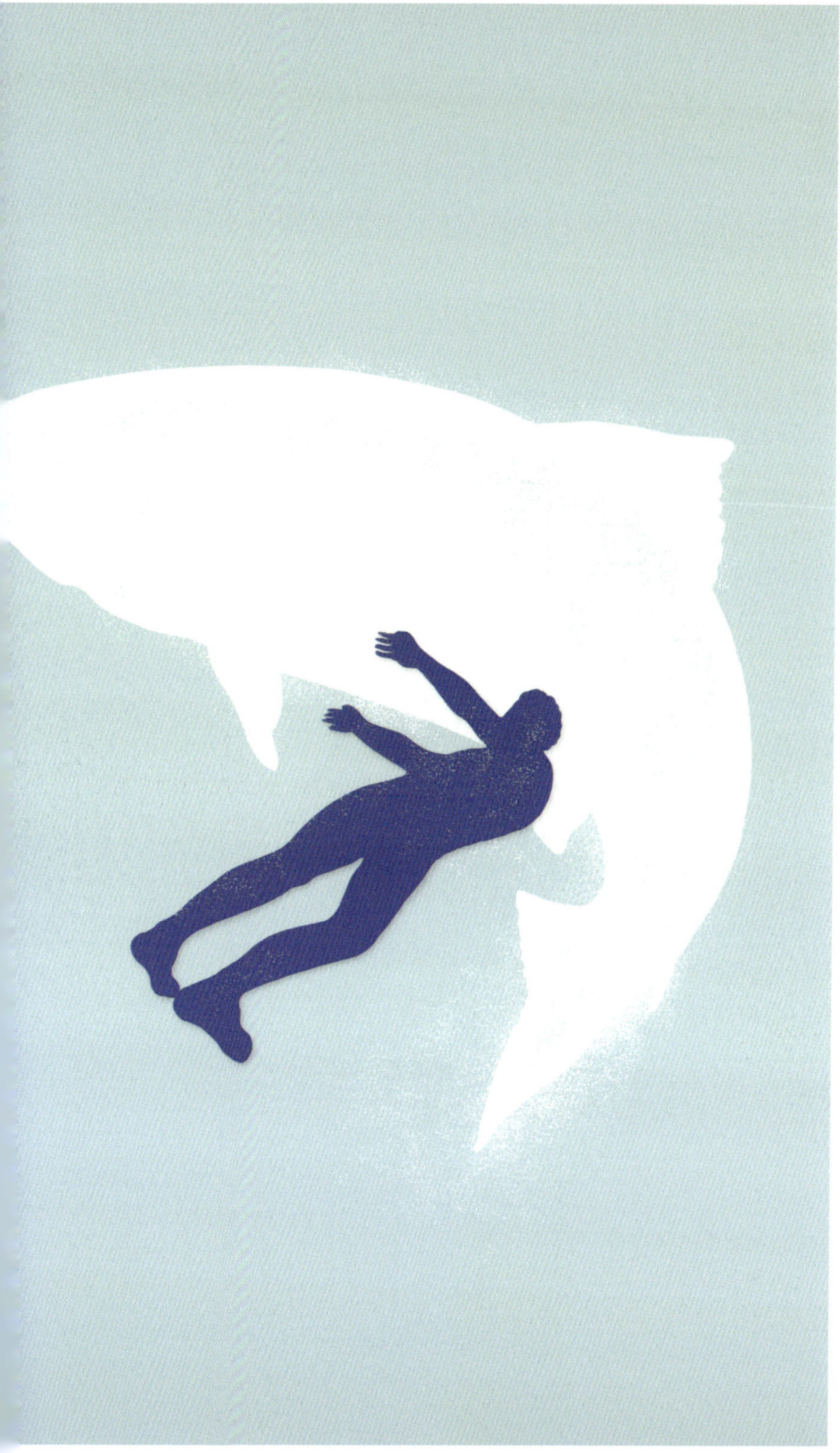

Ausgangsposition

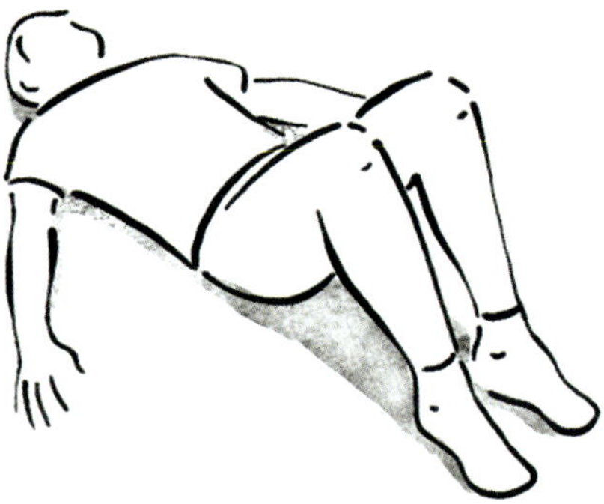

Rückenlage. Den Hinterkopf auf der Matte ablegen. Die Arme im 45-Grad-Winkel seitlich ausgestreckt mit den Handflächen nach unten ablegen. Beide Beine angewinkelt aufstellen. Die Lendenwirbelsäule aktiv auf die Matte drücken.

Einsteigerübung 1

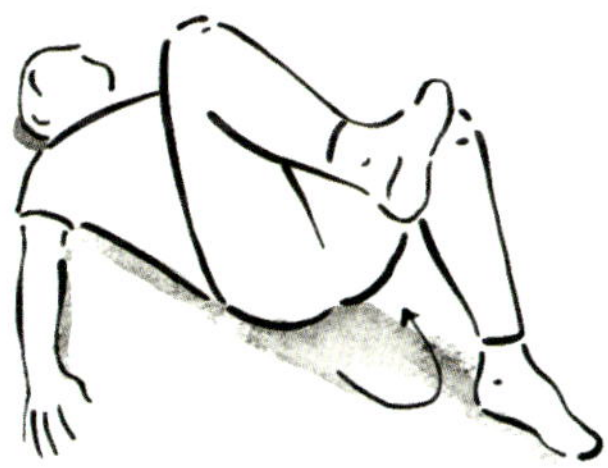

Ausgangsposition einnehmen.
Rechtes Knie zur Brust ziehen und wieder abstellen.

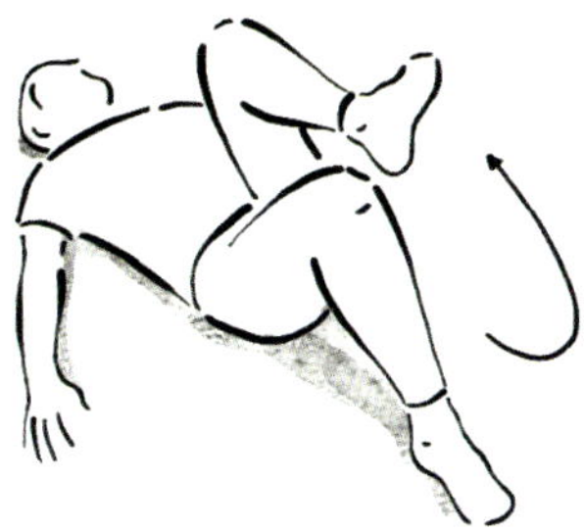

Linkes Knie zur Brust ziehen und wieder abstellen.

Einsteigerübung 2

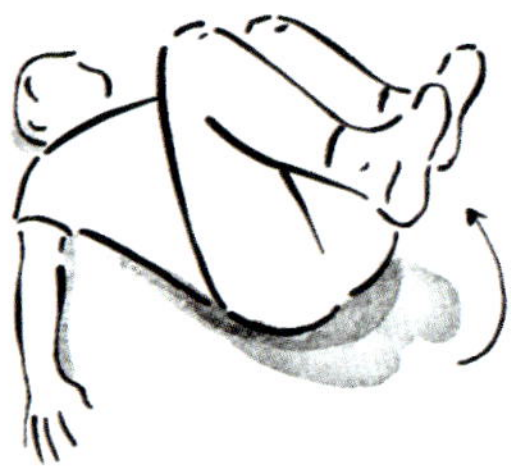

Ausgangsposition einnehmen. Beide Knie gemeinsam Richtung Brust ziehen, Bauch- und Hüftbeugemuskulatur aktivieren.

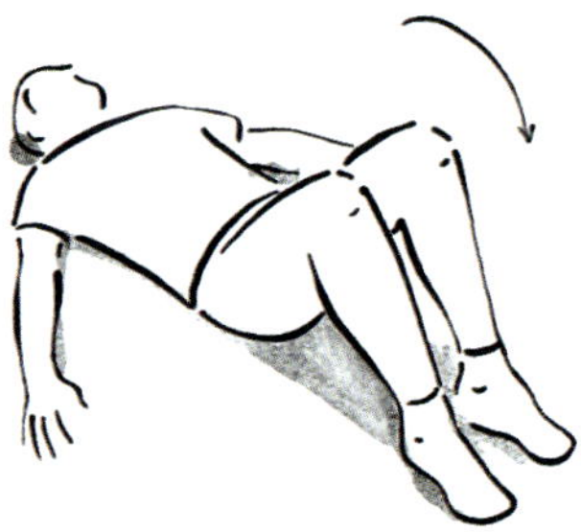

Die Knie wieder abstellen, die Lendenwirbelsäule bleibt dabei möglichst am Boden.

Einsteigerübung 3

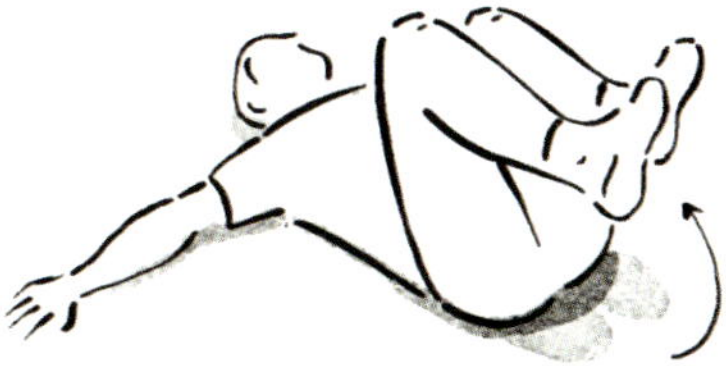

Ausgangsposition einnehmen, die Arme nun im 90-Grad-Winkel seitlich ausgestreckt mit den Handflächen nach unten ablegen. Die Bauchmuskeln aktivieren. Beide Knie Richtung Brust ziehen.

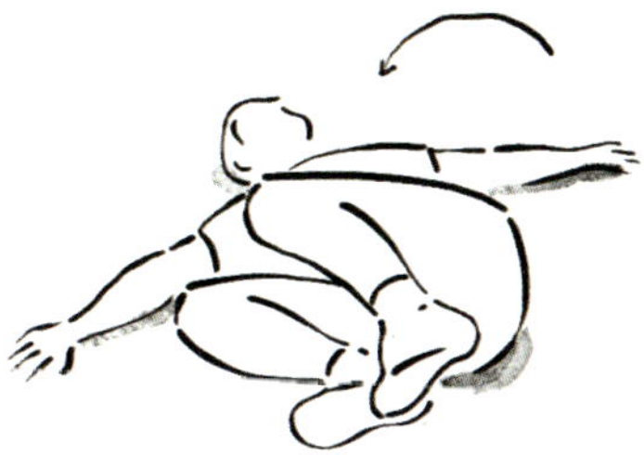

Beide Knie nach rechts kippen. Die Schultern bleiben dabei symmetrisch auf der Matte liegen.

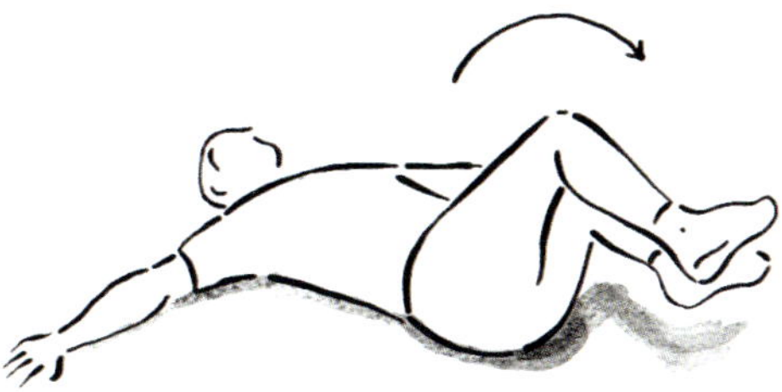

Dann beide Knie wieder zur Mitte bringen und nach links kippen.

Kernübung

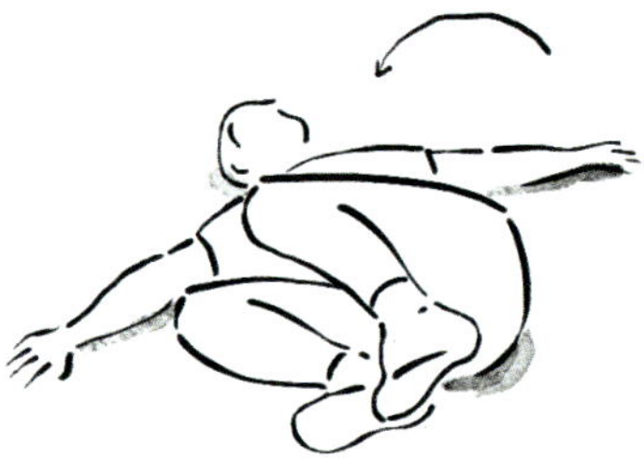

Die Übung zunächst ausführen wie in der Einsteigerübung 3 beschrieben.

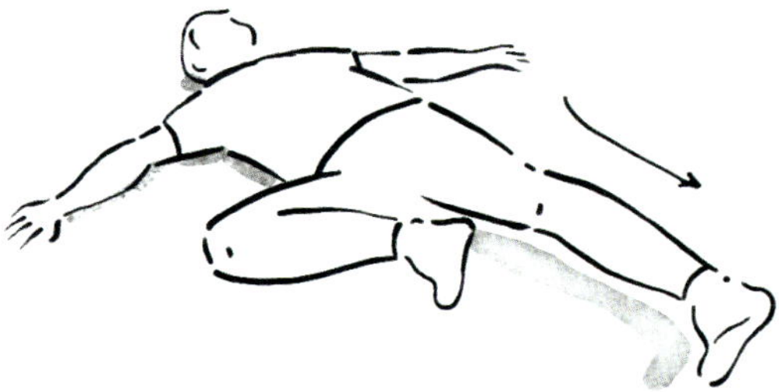

Bei seitlich nach rechts gekippten Beinen das obere (linke) Bein strecken und kurz ausgestreckt halten. Oberkörper und Schultern bleiben symmetrisch auf der Matte liegen, die Rumpfmuskulatur stabilisiert die Position.

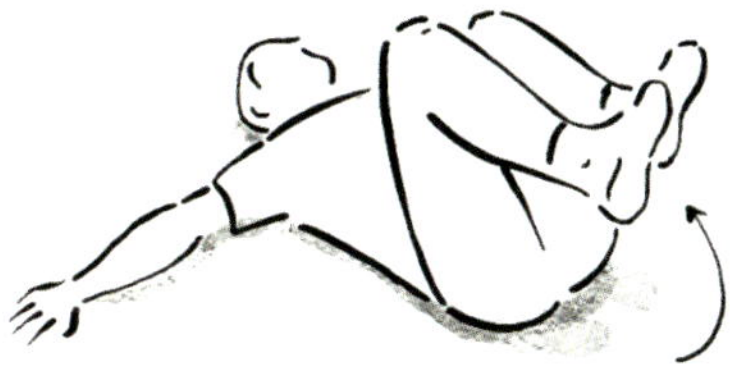

Das linke Bein in eine angewinkelte Position zurückführen und beide Knie wieder zur Mitte bringen.

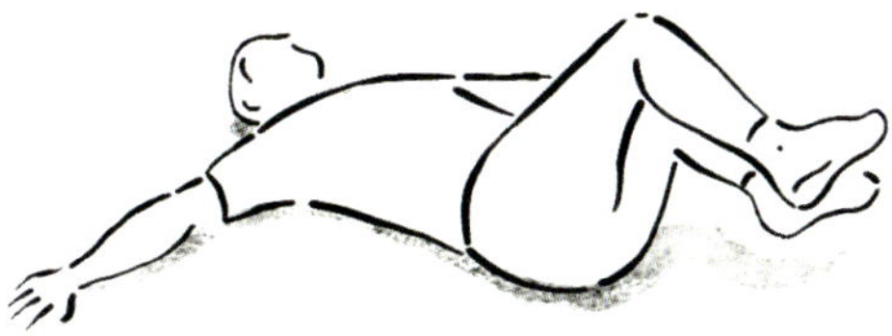

Anschließend angezogene Beine nach links kippen.

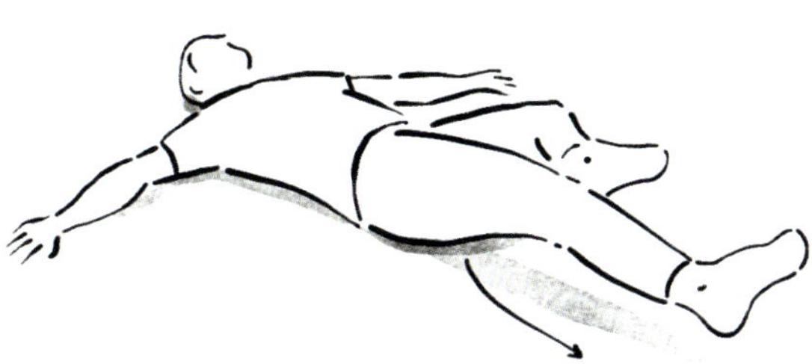

Die Übung auf der anderen Seite wiederholen.

Variante für Fortgeschrittene

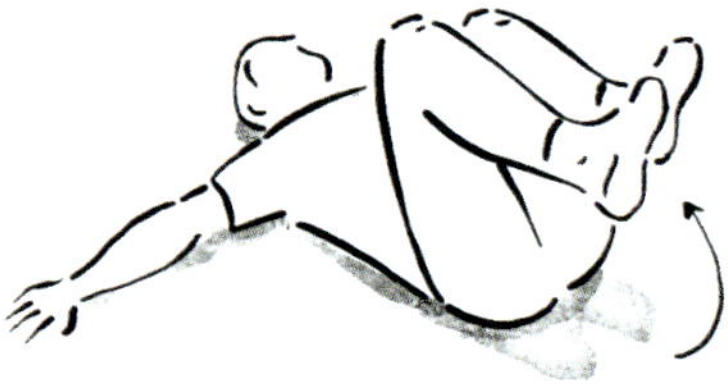

Die Knie Richtung Brust ziehen.
Rumpfmuskulatur aktivieren und stabilisieren.

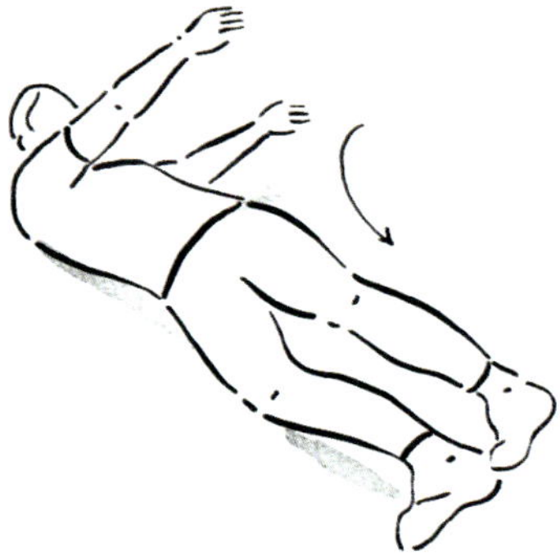

Beide Knie nach rechts kippen und die Beine langsam strecken. Kopf, Schultern und gestreckte Arme drehen dabei in einer synchronen Bewegung zur linken Seite. Dadurch entsteht eine anspruchsvolle Verwringung im Rumpfbereich. Diese Position kurz halten.

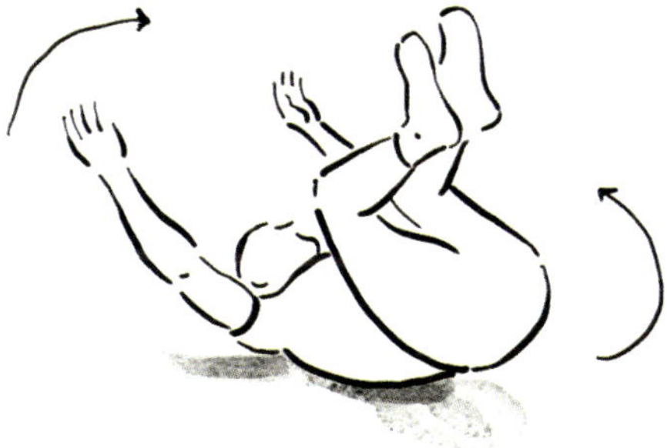

Kontrolliert in die Rückenlage mit angezogenen Knien an der Brust zurückkehren.

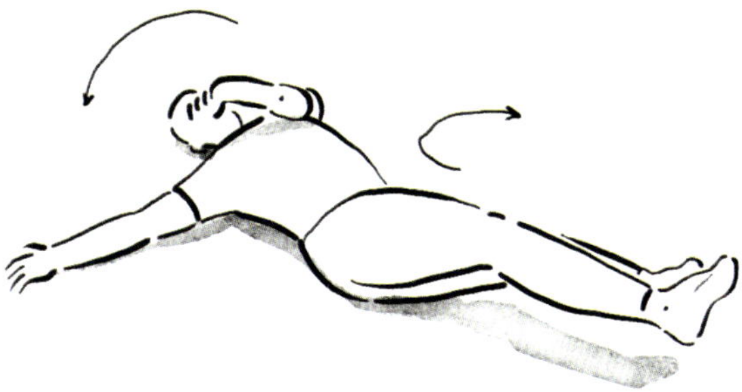

Angezogene Beine nach links kippen und die Übung auf der anderen Seite wiederholen.

2.

DER ALPEN-SALAMANDER

Ein mattschwarz glänzender, bis zu 15 Zentimeter langer Bewohner mittlerer und höherer Gebirgslagen, bevorzugt der Alpensalamander Feuchtgebiete und Laubwälder.

Er ist nachtaktiv, nur nach Regenfällen zeigt er sich auch tagsüber. Wenn sich der Alpensalamander verteidigt, krümmt sich sein Körper wie ein S. Sobald er berührt wird, vollführt er schlagende Bewegungen mit dem Kopf – und sondert ein giftiges Sekret ab. Verlorene Gliedmaßen kann der Alpensalamander ersetzen. Das macht ihn zum Symbol des Unbewussten – und der Transformation.

ZIEL DER ÜBUNG

Mobilisierung der Halswirbelsäule.
Kräftigung der Rückenstrecker und der Trapezmuskulatur (Muskulatur des Nackens und oberen Rückens).
Kräftigung der Gesäßmuskulatur.
Anregung der motorischen Geschicklichkeit durch eine anspruchsvolle Überkreuzbewegung.

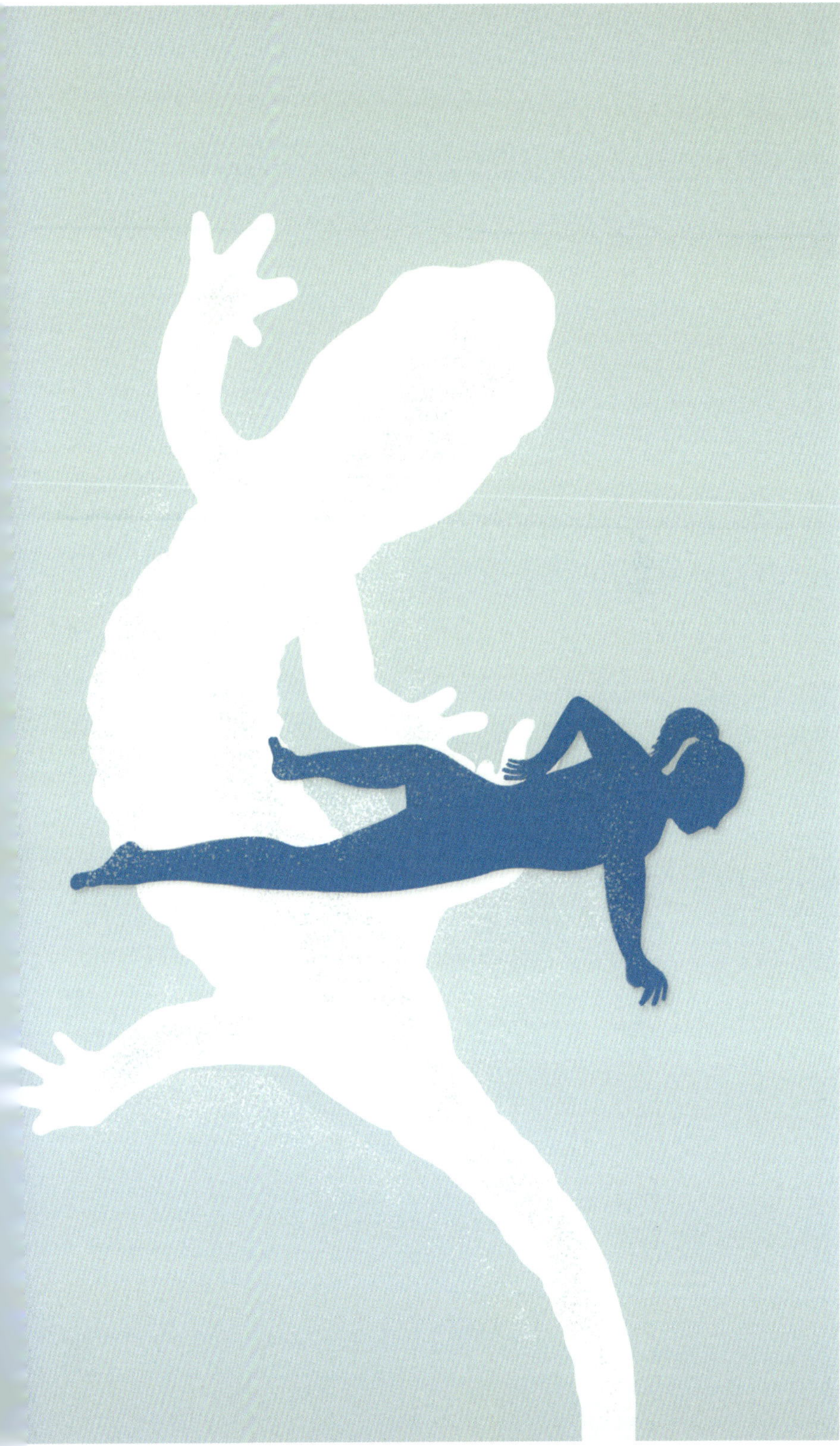

Ausgangsposition

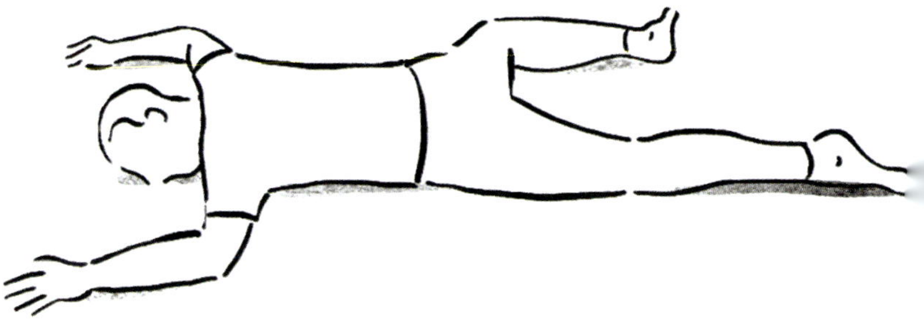

Bauchlage. Den Blick auf die Matte richten. Die Arme im 90-Grad-Winkel ablegen, die Unterarme ebenfalls um 90 Grad anwinkeln. Das rechte Bein 90 Grad im Hüftgelenk und 90 Grad im Kniegelenk anwinkeln, sodass der Unterschenkel parallel zum ausgestreckten linken Bein liegt.

Einsteigerübung

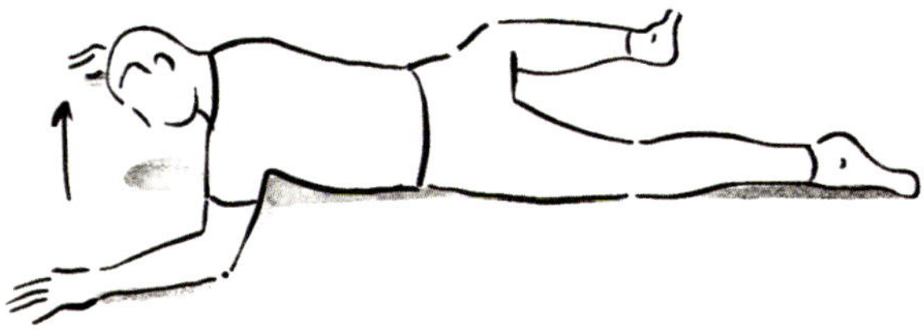

Ausgangsposition einnehmen. Den Kopf anheben.
Beim Heben des Kopfes das Kinn leicht zur Brust ziehen,
um den Nacken gerade zu halten und zu stabilisieren.

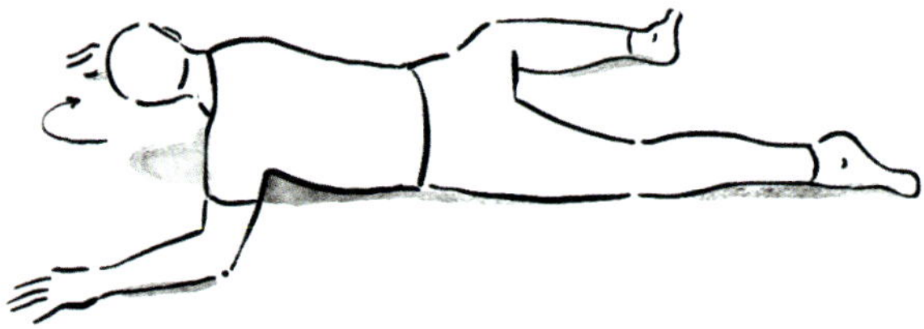

Den Kopf auf die rechte Seite drehen und ablegen.

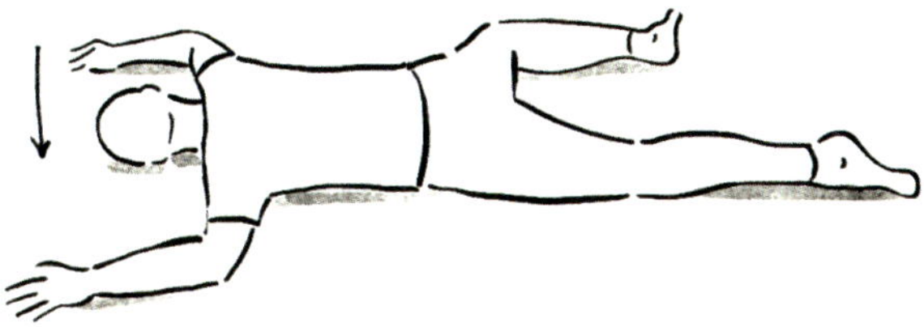

Den Kopf wieder heben, auf die linke Seite drehen und ablegen. Anfänglich dürfen die Arme die Bewegung beim Heben des Kopfes unterstützen. Ziel ist jedoch, dass die Rückenmuskulatur arbeitet und die Bewegung kontrolliert.

Die Beinposition wechseln, also linkes Bein anwinkeln und rechtes Bein ausstrecken. Die Übung wiederholen.

Kernübung

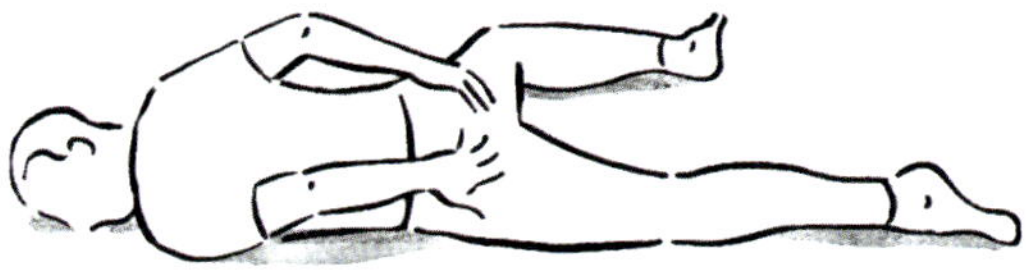

Die Ausgangsposition einnehmen.
Beide Hände auf das Gesäß legen und die Gesäß-
muskulatur anspannen.

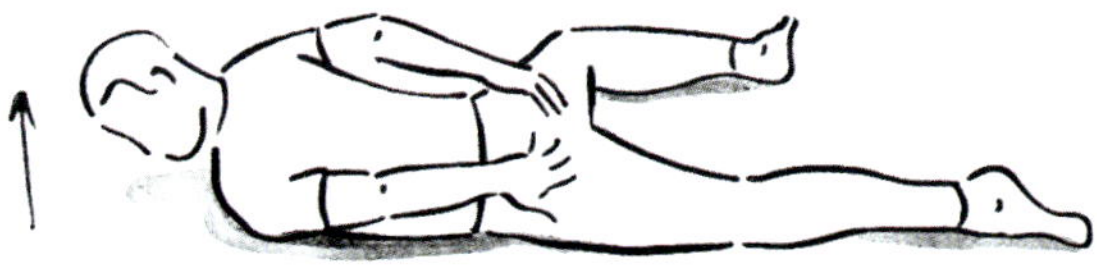

Rückenstrecker, Nacken- und Bauchmuskeln
aktivieren, den Kopf und den oberen Teil des Oberkörpers
langsam heben und kurz halten.

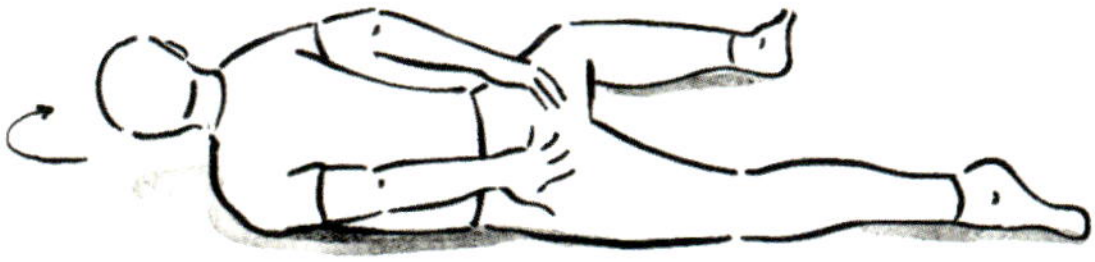

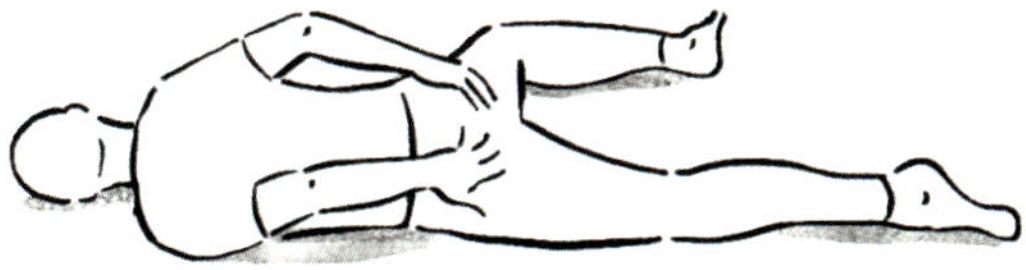

Den Kopf abwechselnd auf die rechte und die linke Seite drehen und kontrolliert ablegen. Bei gesunder und belastbarer Halswirbelsäule „tief" in diese Position sinken und dabei die Dehnung der Innenseite des rechten Oberschenkels (Adduktoren) und im Bereich der Halswirbelsäule genießen.

Die Beinposition wechseln, also linkes Bein anwinkeln und rechtes Bein ausstrecken. Die Übung wiederholen.

Variante für Fortgeschrittene

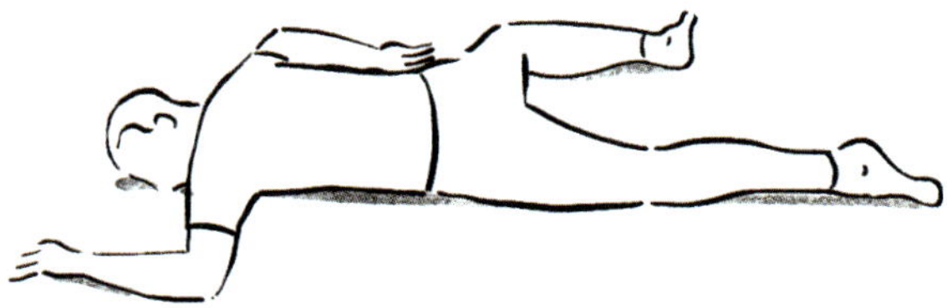

Neue Ausgangsposition einnehmen: Das rechte Bein anwinkeln. Den diagonal gegenüberliegenden (linken) Arm abgewinkelt mit der Handfläche nach unten nach vorne ablegen, den rechten Arm jedoch nach hinten, mit der Handfläche nach oben. Den Kopf nach links drehen und ablegen, mit Blick zum linken Arm.

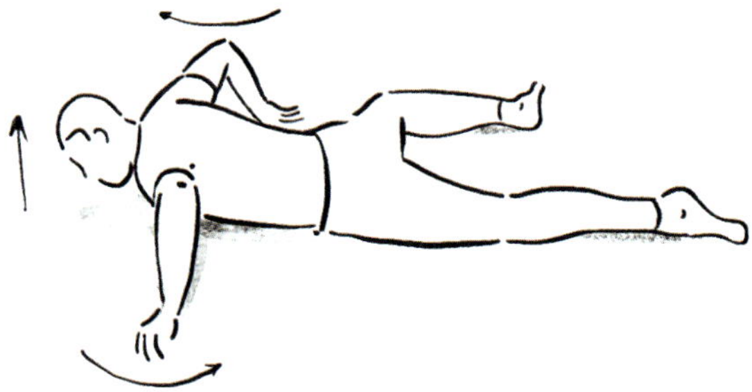

Den Oberkörper wie in der Kernübung beschrieben abheben und durch Aktivierung der Rückenstrecker, Nacken- und Bauchmuskulatur stabilisieren. Den Kopf nach rechts drehen und ablegen, in einer synchronen Bewegung die Position der Arme umkehren:

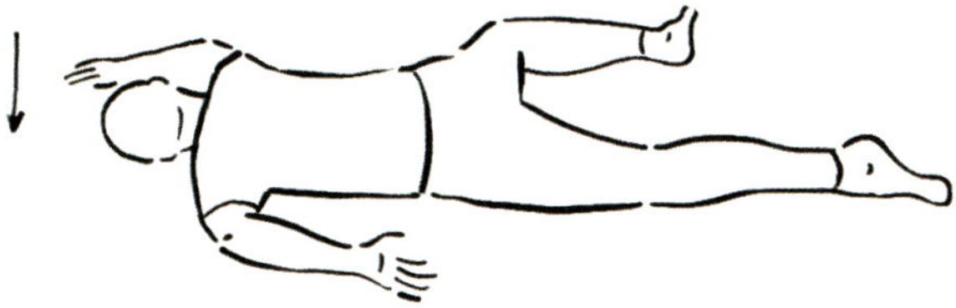

Den nach vorne abgelegten linken Arm nach hinten ziehen und den rechten Arm nach vorne schieben.

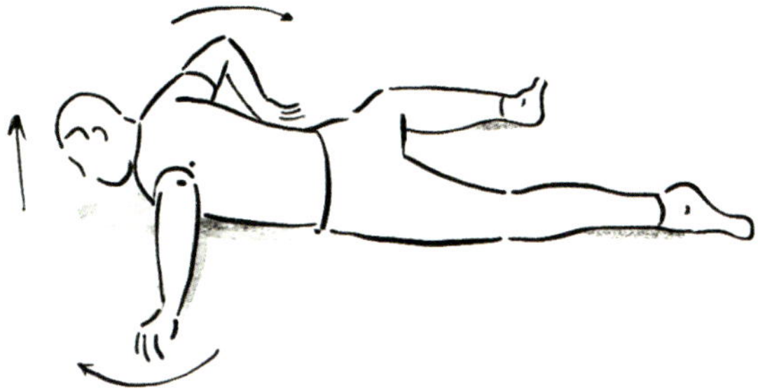

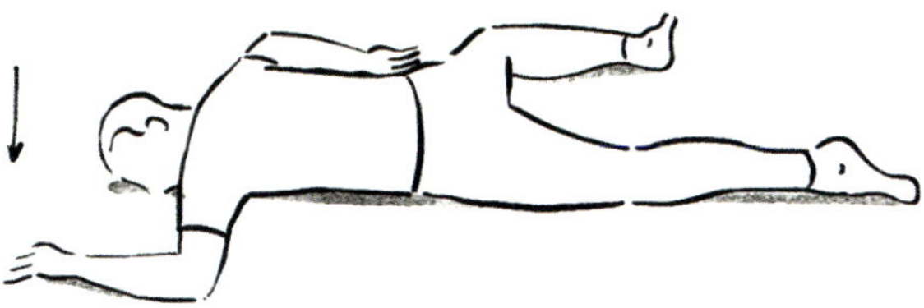

Die Bewegung einige Male wiederholen.

Anschließend die Ausgangsposition umkehren und die Übung auf der anderen Seite ausführen.

3.

DER FLUSSKREBS

Ein Einzelgänger. Dämmerungs- und nachtaktiv. Feinfühliger Indikator für beste Wasserqualität. Die großen Scheren des wirbellosen Flusskrebses sind das vorderste, zur Waffe umgebildete Beinpaar.

Von denen besitzt er insgesamt fünf: Sie befinden sich am Vorderkörper und dienen der Fortbewegung – und der Verarbeitung der Beute, die mit den Scheren gefangen wurde. Geschützt durch seinen dicken Panzer, ist der Flusskrebs ein Muster an Koordination und Flinkheit.

ZIEL DER ÜBUNG

Aktivierung der äußeren und inneren Oberschenkelmuskeln.
Aktivierung der Gesäßmuskulatur sowie der seitlichen Bauch- und Rumpfmuskulatur.
Kräftigung der Stützfunktion der Schultermuskulatur.
Verbesserung des Gleichgewichts aus der Körpermitte in der Variante für Fortgeschrittene.

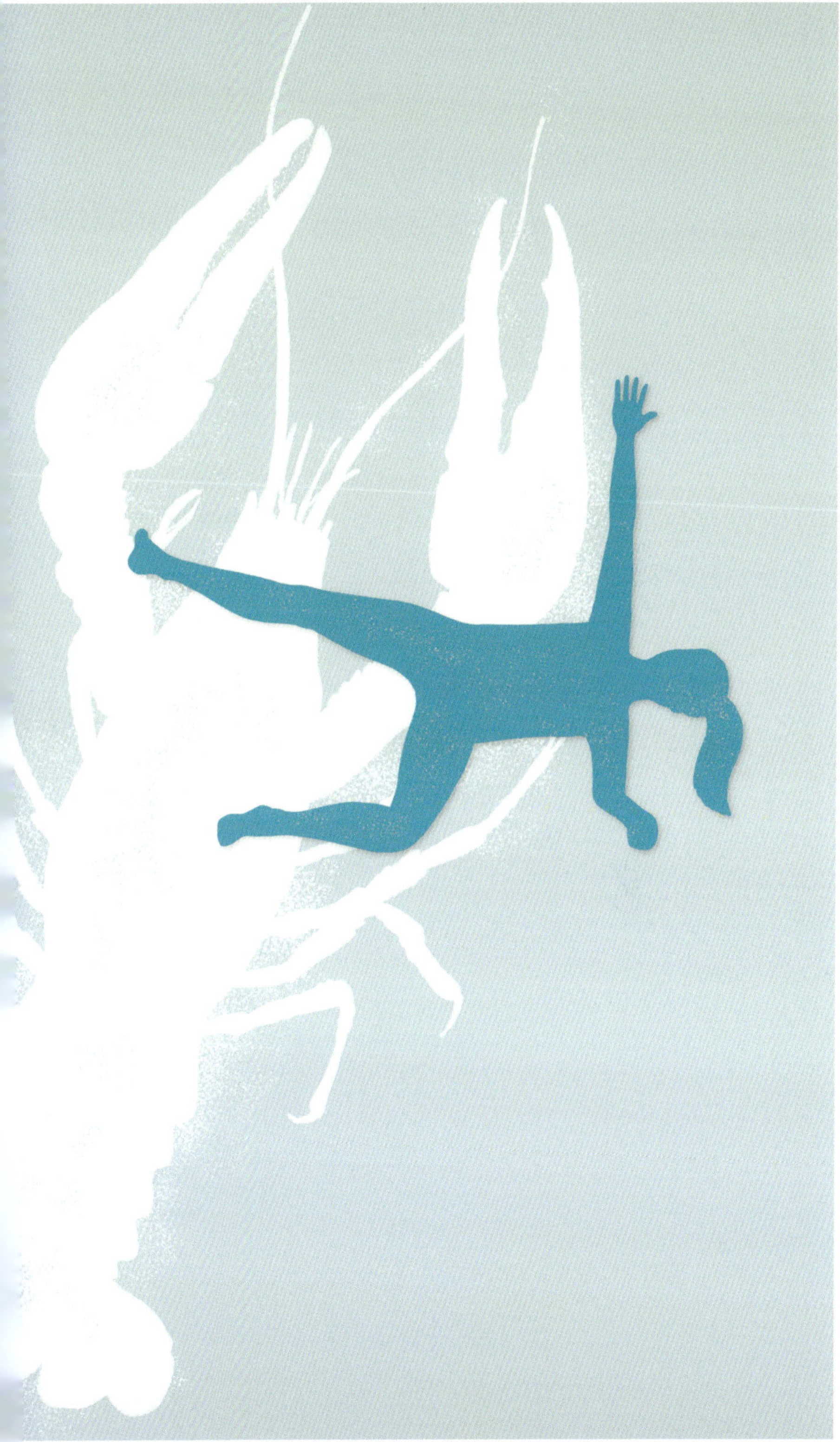

Ausgangsposition

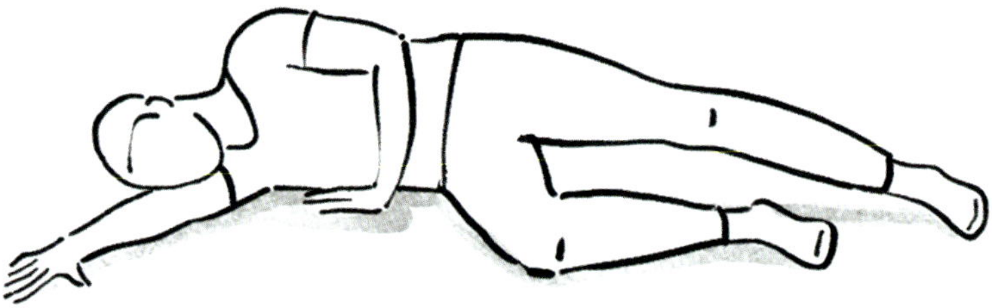

Seitlage auf der rechten Körperseite.
Den rechten (unteren) Arm im 45-Grad-Winkel zum Rumpf nach vorne strecken, den Kopf auf dem Oberarm ablegen. Die Blickrichtung ist parallel zur Matte. Die rechte Hüfte liegt am Boden auf. Den linken (oberen) Arm abwinkeln und mit der Handfläche nach unten vor dem Rumpf positionieren, er dient als Gleichgewichtshilfe und zur Stabilisierung. Das rechte (untere) Bein im 90-Grad-Winkel ablegen, das linke (obere) Bein ist locker gestreckt.

Einsteigerübung

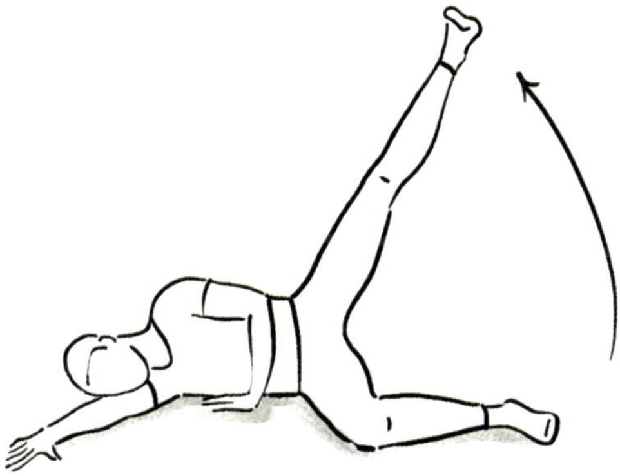

Aus der Ausgangsposition das linke (obere) Bein anheben und gestreckt nach oben abspreizen. Kopf-, Arm- und Rumpfposition bleiben dabei stabil.

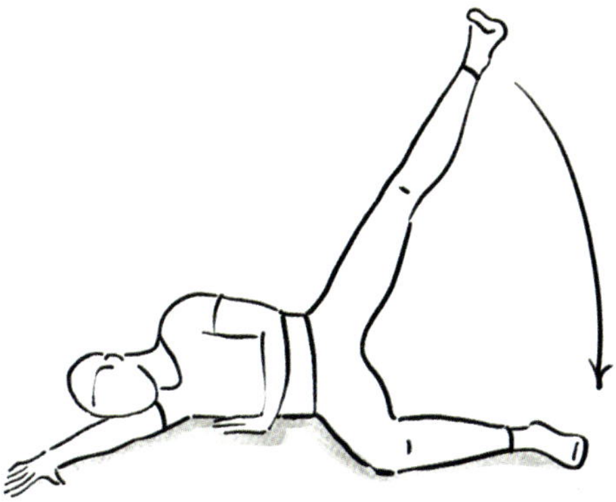

Das Bein kontrolliert wieder ablegen.

Kernübung

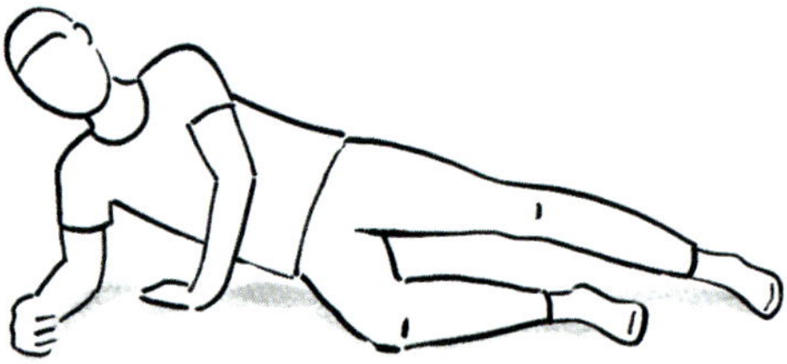

Ausgangsposition einnehmen. In der Seitlage den rechten Unterarm 90 Grad abwinkeln, sich auf diesen abstützen und Oberkörper abheben.

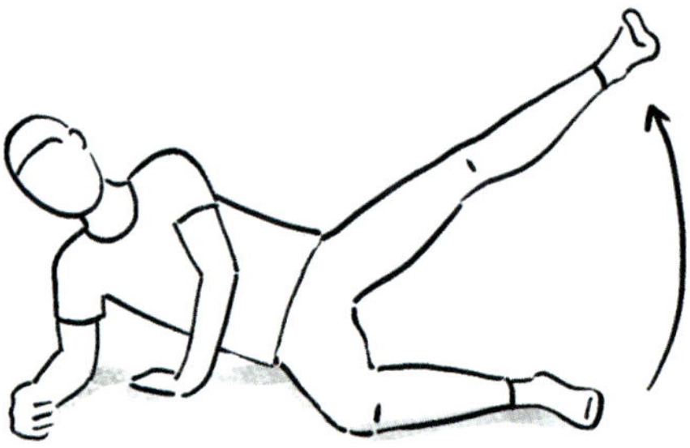

Das obere Bein wie in der Einsteigerübung beschrieben anheben und gestreckt nach oben abspreizen. Das obere Bein kurz in dieser Position halten. Die Position dabei mit Hilfe des oberen Arms stabilisieren.

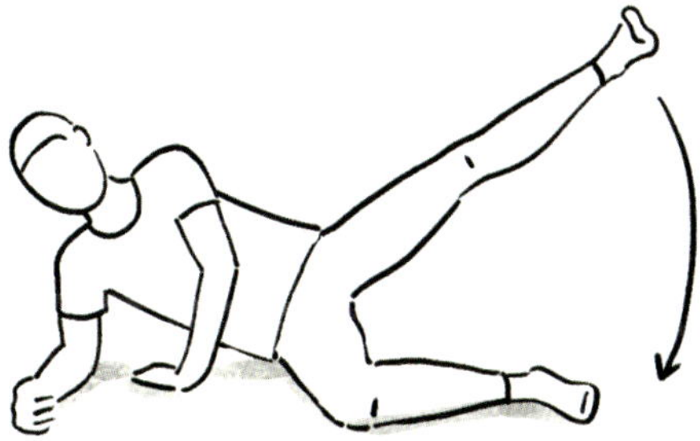

Das Bein kontrolliert wieder ablegen.

In die linke Seitlage wechseln und die Übung auf der anderen Seite wiederholen.

Variante für Fortgeschrittene

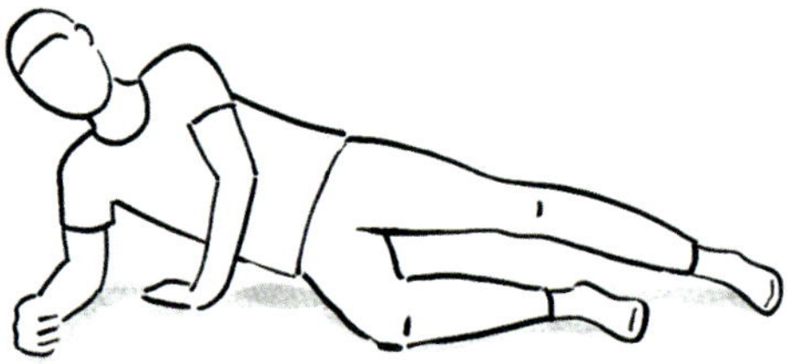

Den Oberkörper wie in der Kernübung beschrieben anheben
und auf dem 90 Grad angewinkelten rechten (unteren) Arm abstützen.
Das Gewicht komplett auf Unterschenkel, Becken
und Unterarm verlagern.

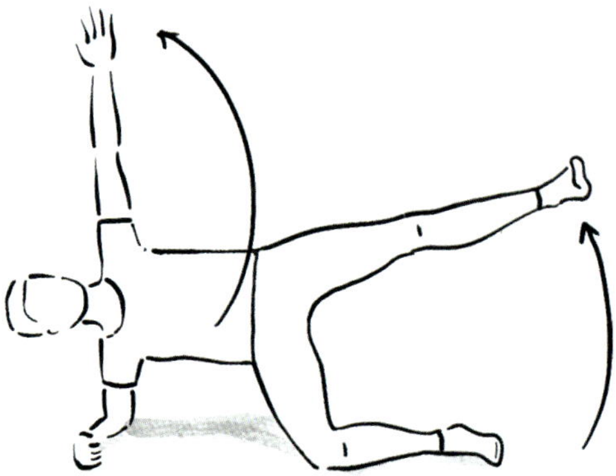

Dann das obere Bein, das Becken und oberen Arm
in einer dynamischen Bewegung anheben und Position kurz halten.
Beim Halten dieser Position wirken viele Muskelgruppen zusammen:
Oberschenkel, Gesäß-, seitliche, frontale und vor allem
die schrägen Bauchmuskeln sowie die Muskeln des Schultergürtels.
Die Vorstellung, den Boden zwischen Ellbogen und Fußspitzen
zusammenzuschieben, kann dabei helfen.

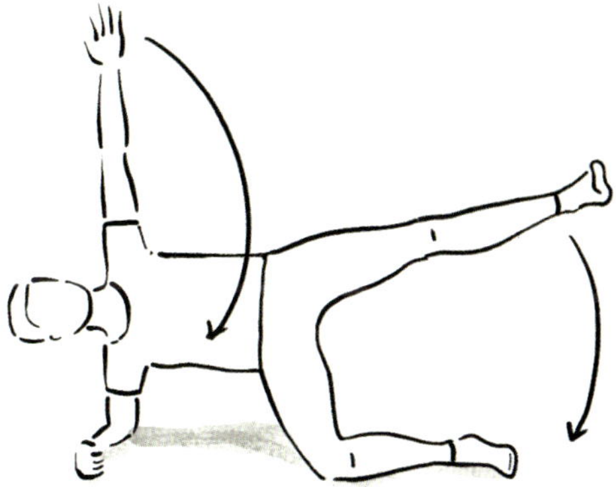

Anschließend oberes Bein, Becken und oberen Arm gleichzeitig wieder senken.
Die Bewegung mehrmals dynamisch wiederholen.

In die linke Seitlage wechseln, Oberkörper abstützen und die Übung auf der anderen Seite wiederholen.

4.

DIE GRILLE

Sie liebt die Wärme, sie liebt die Nacht.
Ihre gewaltigen Hinterbeine erlauben große Sprünge.

Beeindruckend sind die Laute, welche die männliche Grille erzeugt, indem sie eine gezähnte Schrillader auf der Unterseite des rechten Vorderflügels über die Hinterkante des anderen Vorderflügels bewegt. Damit erzeugt sie ein Zirpen, das so laut ist wie manche Kirchenglocken: Es sind die Geräusche des Südens und des Sommers, der Entspannung und der Erholung.
Erscheint die Grille im Traum, verheißt das: Glück.

ZIEL DER ÜBUNG

Kräftigung der Beinbeuger und der Gesäßmuskulatur.
Kräftigung und Stabilisierung des Rumpfes und des Schultergürtels.
Schulung des Koordinationsvermögens und Gleichgewichtes.

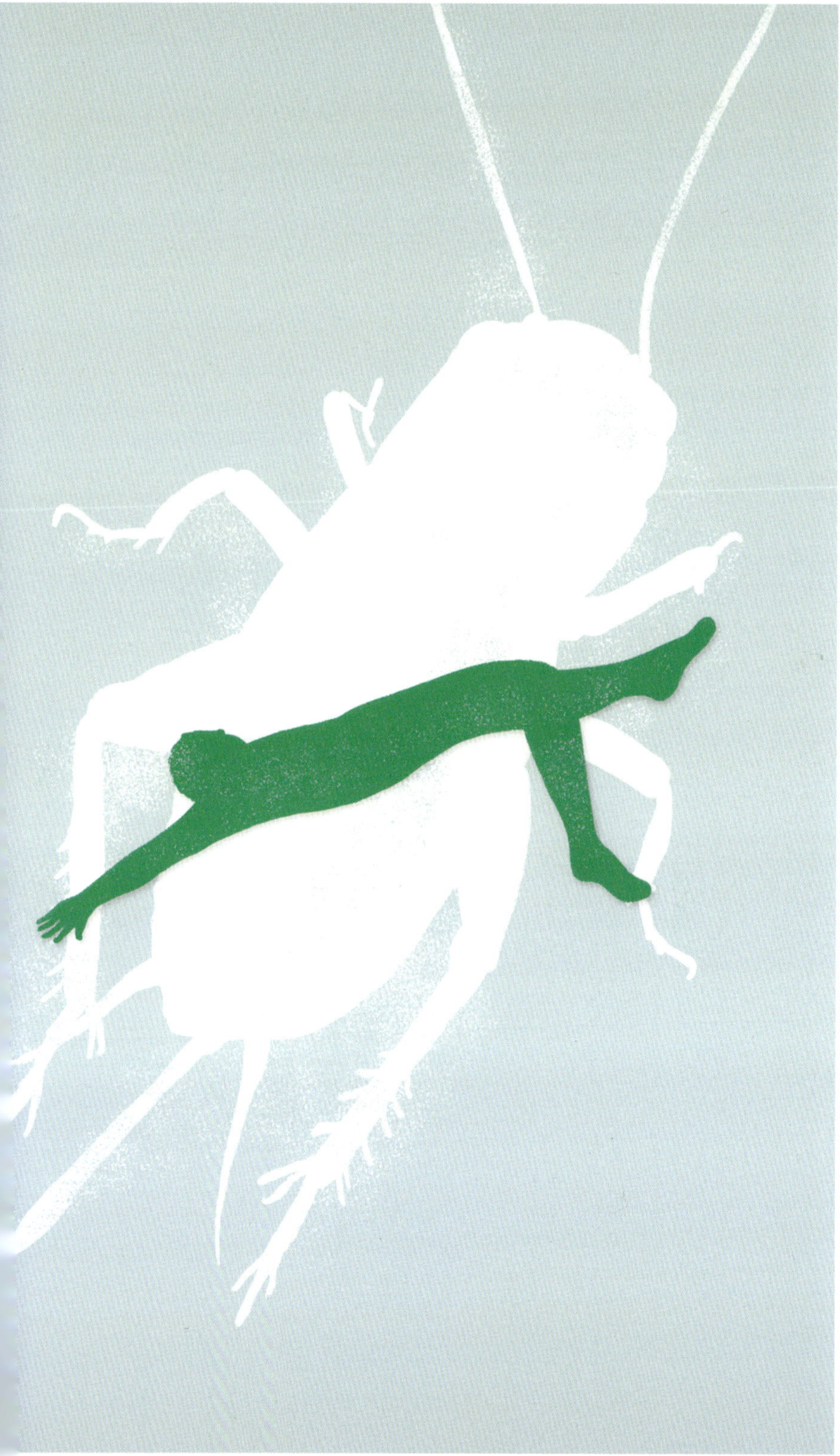

Ausgangsposition

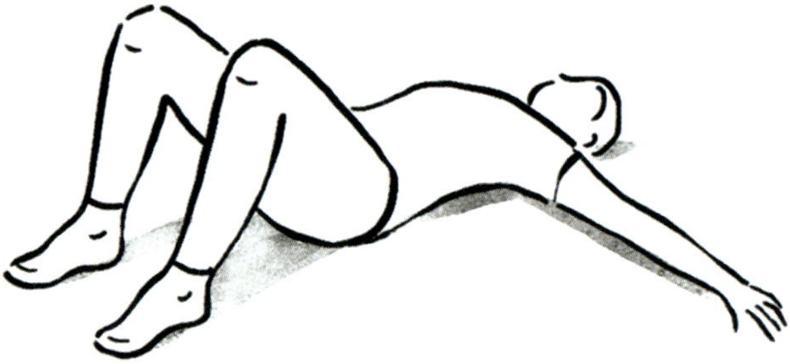

Rückenlage mit hüftbreit aufgestellten Beinen.
Die Arme seitlich im 90-Grad-Winkel mit den Handflächen zum Boden ablegen. Das Kinn leicht zur Brust ziehen.

Einsteigerübung

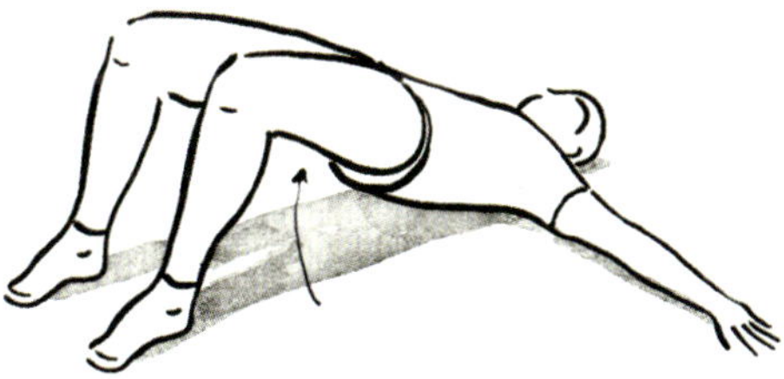

Aus der Ausgangsposition durch Einsatz der Gesäß- und hinteren Oberschenkelmuskulatur (Beinbeuger) in die Schulterbrücke gehen, also das Becken heben, bis Rumpf und Oberschenkel eine ansteigende Linie bilden, die Schultern bleiben satt am Boden.

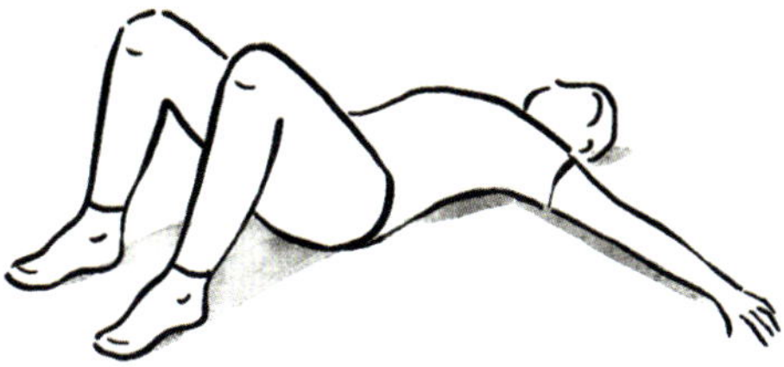

Wieder in Ausgangsposition absenken.

Kernübung

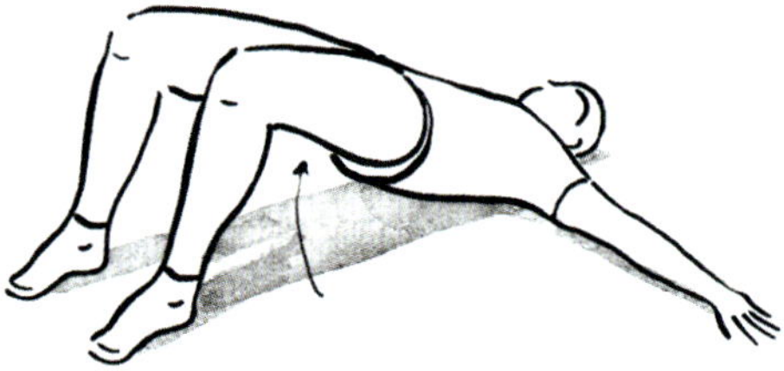

Aus der Ausgangsposition das Becken anheben, in die Schulterbrücke kommen und die Position stabilisieren, wie in der Einsteigerübung beschrieben.

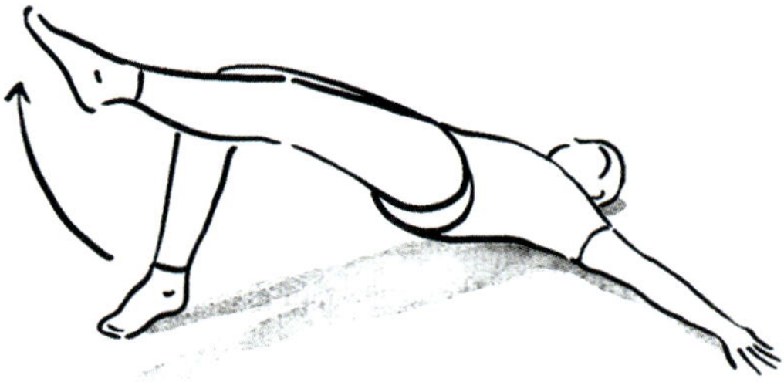

Das Gewicht auf das rechte Bein verlagern. Linkes Bein abheben und in Verlängerung der Linie Rumpf–Oberschenkel strecken.

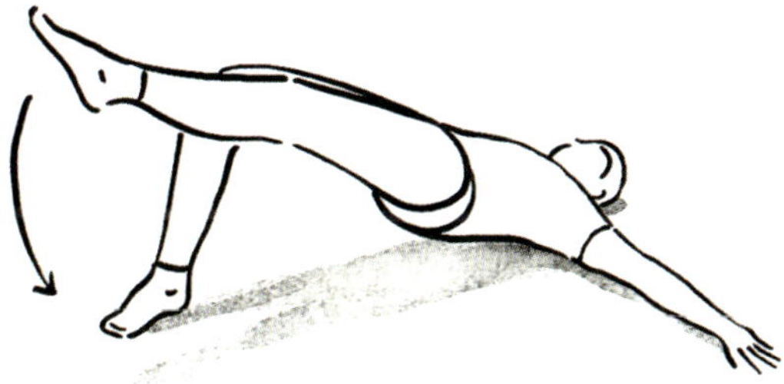

Die Position halten, linkes Bein gestreckt lassen und anschließend mit Belastung auf dem rechten Bein langsam wieder absenken.

Die Übung auf der anderen Seite wiederholen.

Variante für Fortgeschrittene

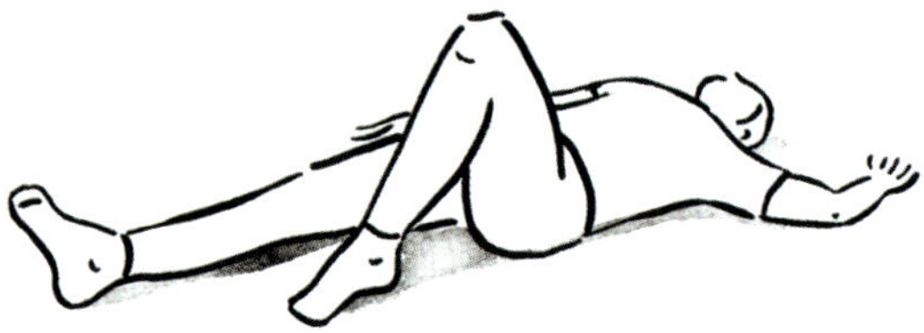

Die Ausgangsposition einnehmen. Das rechte Bein strecken. Den linken Arm angewinkelt nach hinten auf den Boden ablegen, den rechten Arm ausgestreckt neben dem Körper.

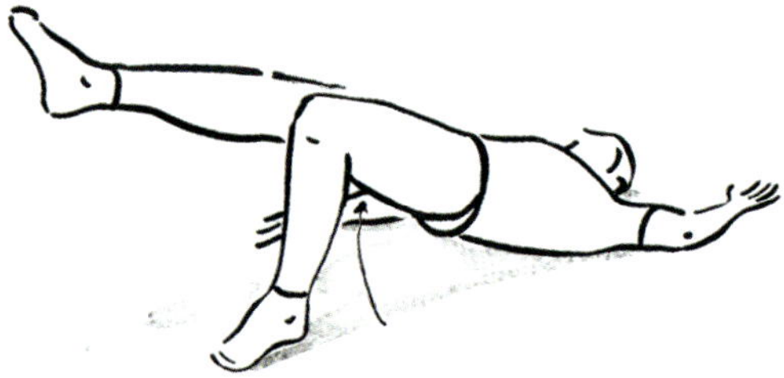

Das Gewicht auf das linke Bein verlagern, das Becken mit einbeinigem Krafteinsatz der Gesäß- und hinteren Oberschenkelmuskulatur hochdrücken, bis beide Oberschenkel parallel sind, das rechte Bein bleibt gestreckt. Den gegenüberliegenden linken Arm leicht anheben und die Position halten.

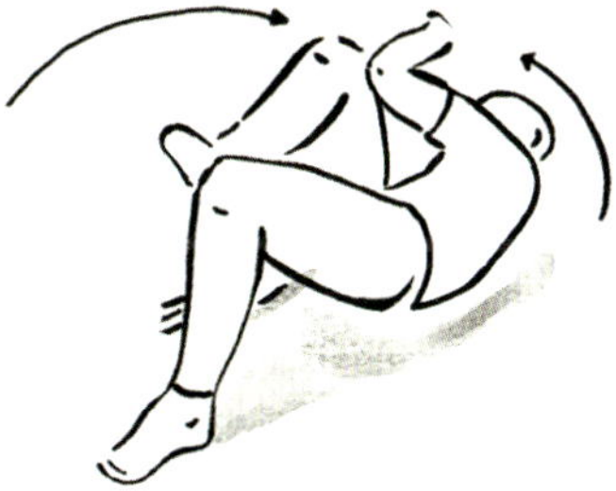

Anschließend das Gewicht – durch leichte Rotation nach rechts – auf die rechte Schulter und linken Fuß verlagern. Dann das gestreckte rechte Bein abwinkeln und das Knie und den linken Ellbogen über der Körpermitte zusammenführen, dabei den Rumpf durch Aktivierung und harmonische Koordination aller Bauchmuskelgruppen stabilisieren. Einige Male dynamisch wiederholen, dann in die Ausgangsposition zurückkehren.

Die Übung auf der anderen Seite wiederholen.

5.

DER DACHS

Sein Kopf ist schlank und fein gezeichnet, sein Körper gedrungen und kräftig. Der Dachs ist ein Kraftbündel und dabei meist friedlich.

Er wohnt gern im Hügelland, in charaktervollen Landschaften, und meidet menschliche Besiedlungen. Gewohnt wird unterirdisch, in oft weit verzweigten Bauten, die von vielen aufeinanderfolgenden Generationen oft über Jahrzehnte genutzt werden. Schon die Kelten lobten Mut und Hartnäckigkeit des Dachses. In schamanischen Lehren gilt er als weises Krafttier.

ZIEL DER ÜBUNG

Aktivierung und Kräftigung der Rumpfmuskulatur.
Kräftigung der Schultermuskulatur und Arme.
Kräftigung des Trapezmuskels.
Mobilisierung des Schultergürtels.

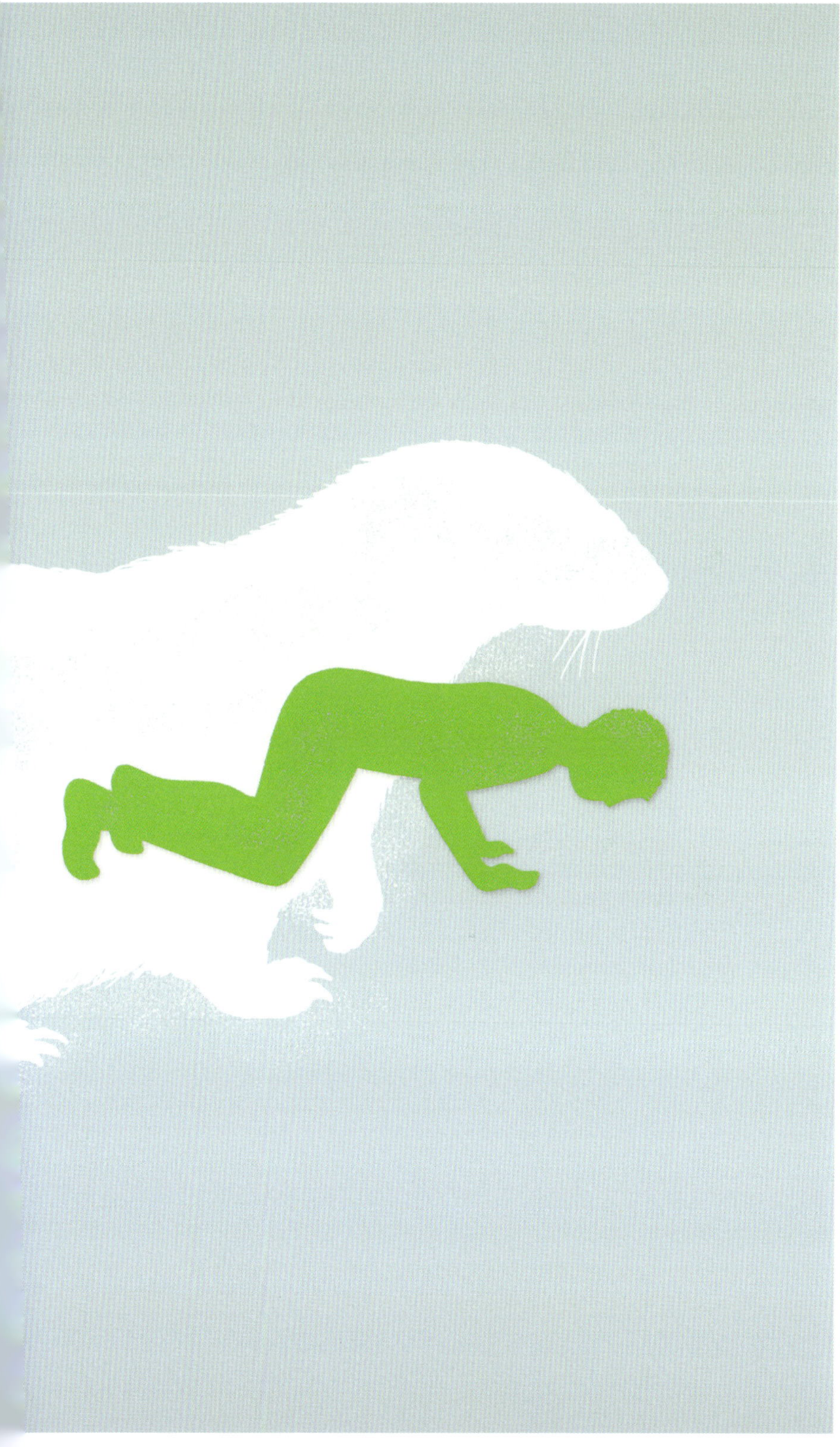

Ausgangsposition

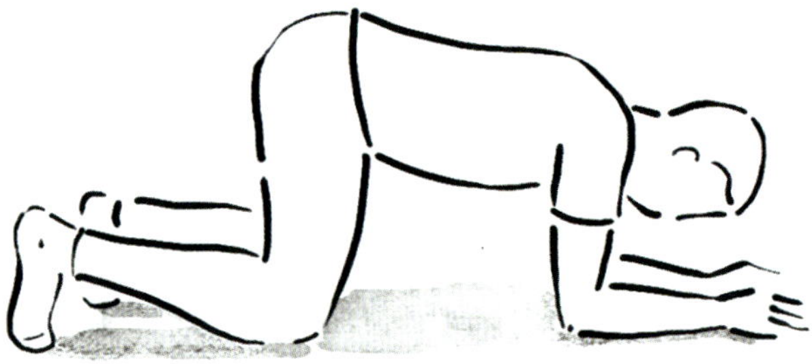

Unterarmstütz mit den Knien auf der Matte und aufgestellten Füßen. Die Ellbogen direkt unterhalb der Schultern aufsetzen, das Gesäß über den Knien positionieren. Die Unterarme liegen parallel auf der Matte, die Hände liegen mit der Handkante und leicht nach innen gedrehten Handflächen auf.

Einsteigerübung

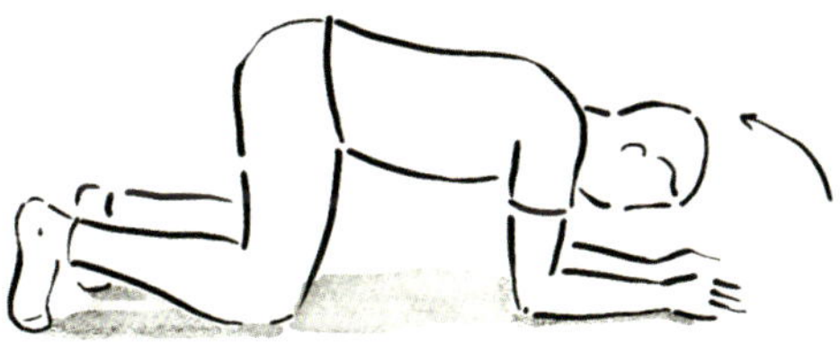

Aus der Ausgangsposition das Gesäß leicht nach hinten bringen, Schultern senken.

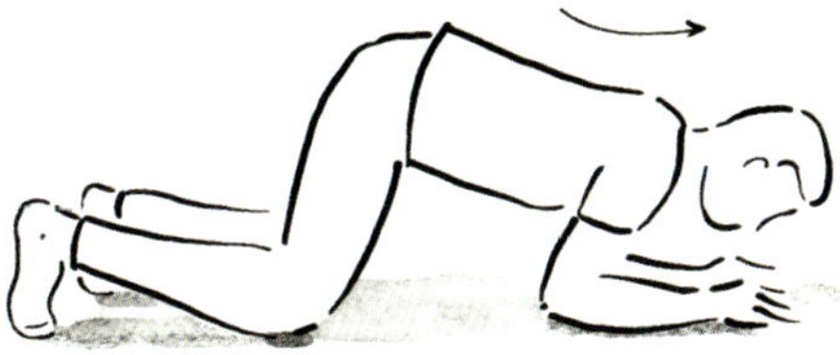

Aus dieser Position heraus den Oberkörper parallel zu den Unterarmen nach vorne schieben, bis die Schultern die Ellbogen leicht „überragen".

Anschließend wieder in die Ausgangsposition zurückkehren.

Kernübung

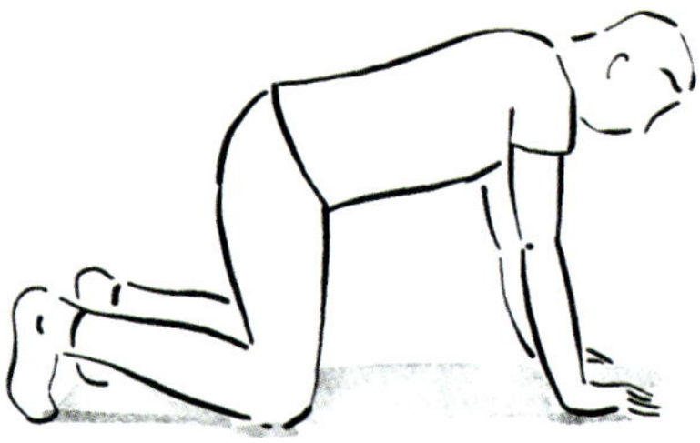

Die Ausgangsposition einnehmen, die Arme jedoch durchstrecken. Die Handflächen und die Knie sind am Boden positioniert.

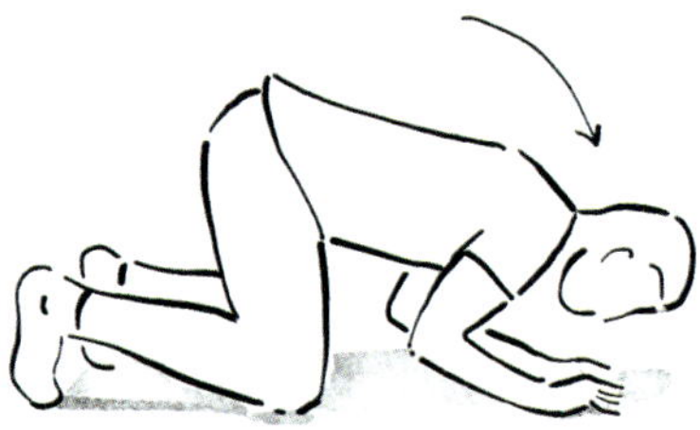

Ellbogen beugen und die Schultern und den Oberkörper nach vorne absenken, bis sich der Kopf knapp über dem Boden befindet.

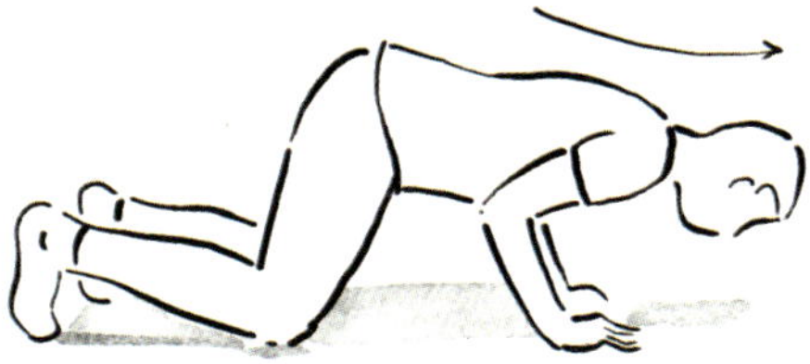

Den Oberkörper wie in der Einsteigerübung beschrieben mit gebeugten Armen nach vorne schieben, bis die Schultern die Hände überragen.

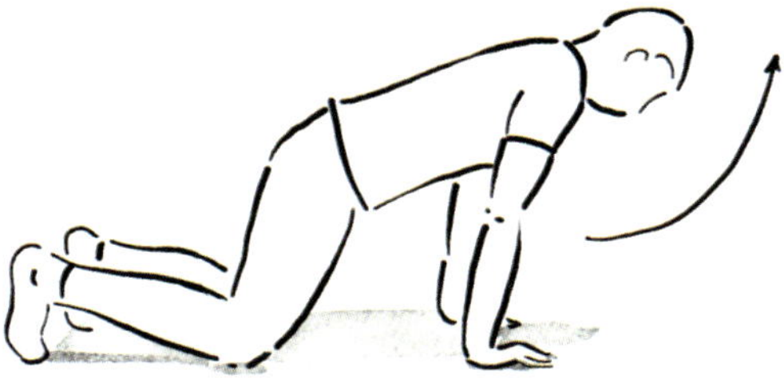

Am Ende der Bewegung die Arme wieder durchstrecken und den Oberkörper damit nach oben bringen.

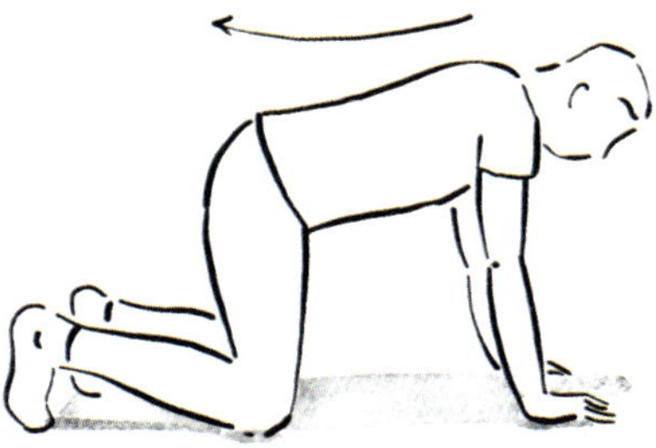

Am vordersten Punkt den Körperschwerpunkt wieder nach hinten verlagern und in die Ausgangsposition zurückkehren.

Variante für Fortgeschrittene

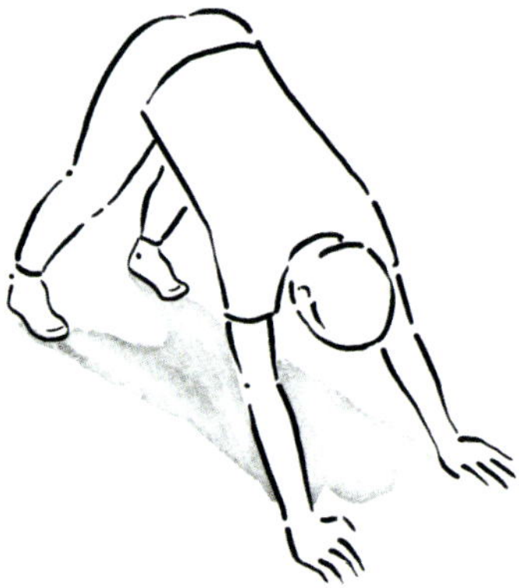

Aus der Ausgangsposition kommend beide Beine aufstellen und in eine umgekehrtes V-Position kommen.

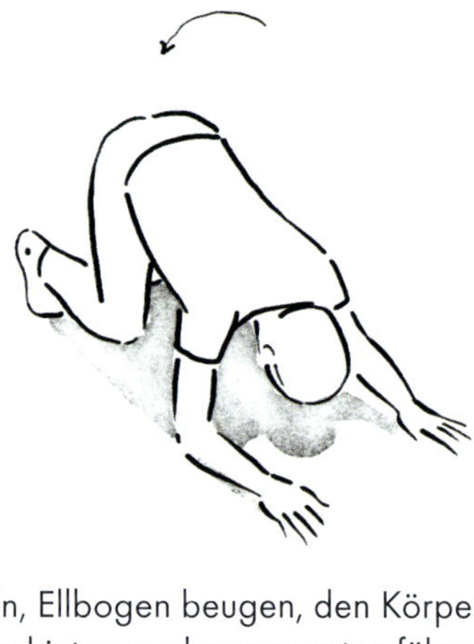

Knie anwinkeln, Ellbogen beugen, den Körperschwerpunkt von hinten nach vorne unten führen.

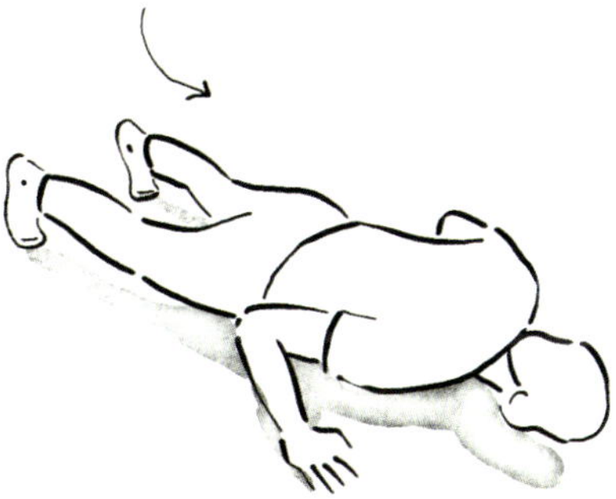

Rumpfmuskulatur anspannen und stabilisieren
und mit gefühlvoll bremsender Schulter- und Armmuskulatur
am Boden entlang nach vorne unten abtauchen.

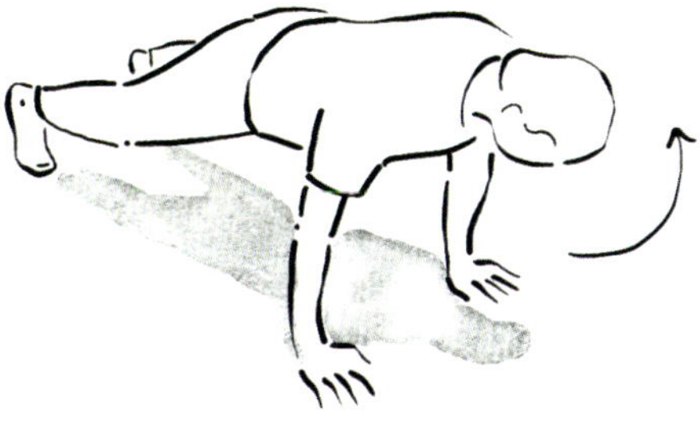

Arme wieder durchstrecken und den Oberkörper
so nach oben drücken.
Wenn die Schultern die Hände in der Liegestützposition überragen,
wieder in die umgekehrte V-Position zurückkehren.

6.

DIE RINGELNATTER

Ihren Namen hat die Ringelnatter wohl von ihrer speziellen Fähigkeit, sich ganz und gar einzuringeln.

Man erkennt sie an den typischen halbmondförmigen Flecken am Hinterkopf und weiß sich in Sicherheit: Für Menschen ist die Ringelnatter ganz und gar ungefährlich. Sie reguliert ihren Wärmehaushalt durch die Körperhaltung und ist höchst scheu. Baltische Völker hielten sie als Hausschlange und fütterten sie mit Milch, weil sie Glück und Segen bringen soll.

ZIEL DER ÜBUNG

Mobilisation der Hüfte.
Dehnung der Gesäßmuskulatur.
Verbesserung der Rotationsfähigkeit der Wirbelsäule und des Schulterbereichs.
Entlastung der Lendenwirbelsäule.

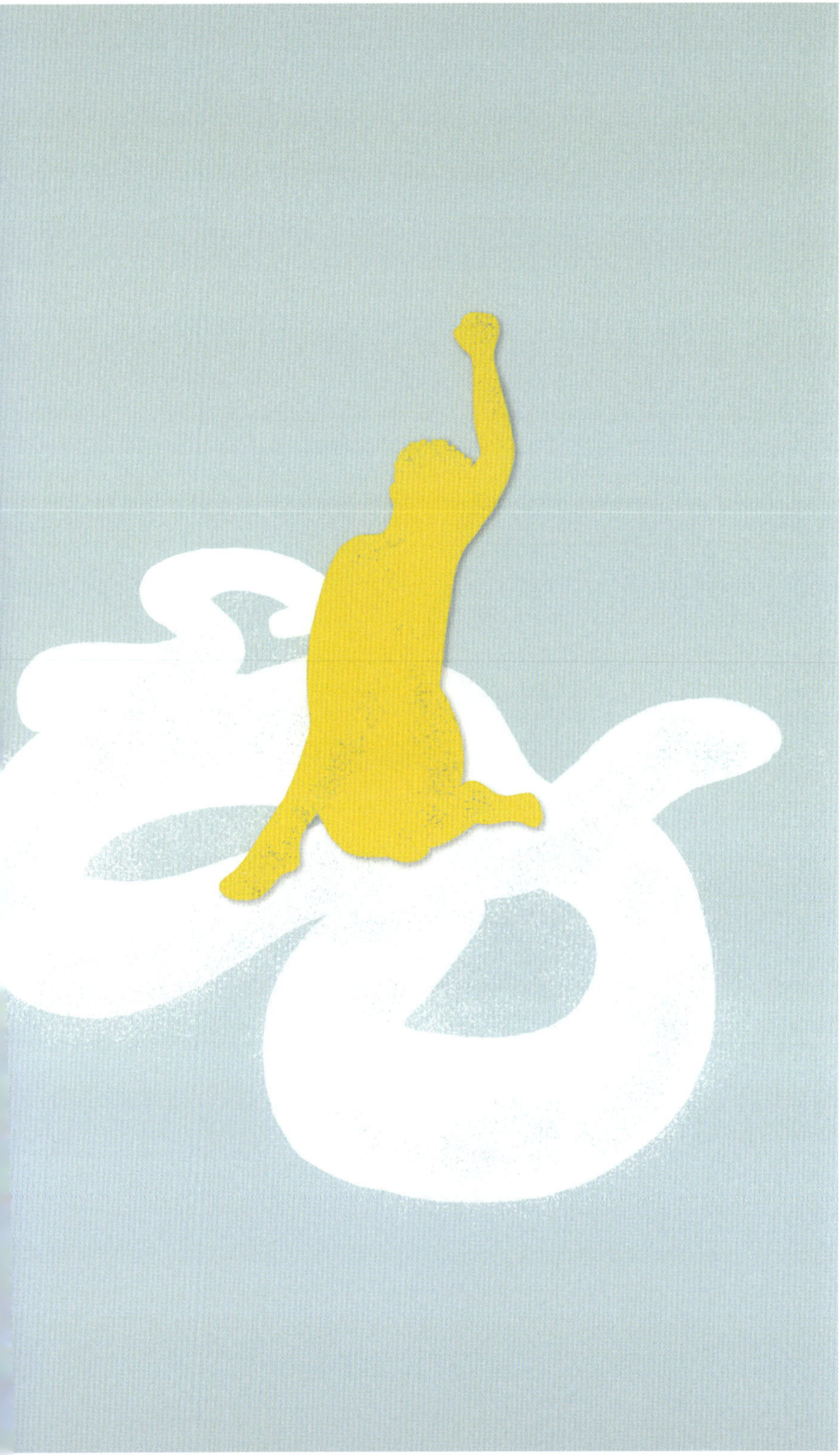

Ausgangsposition

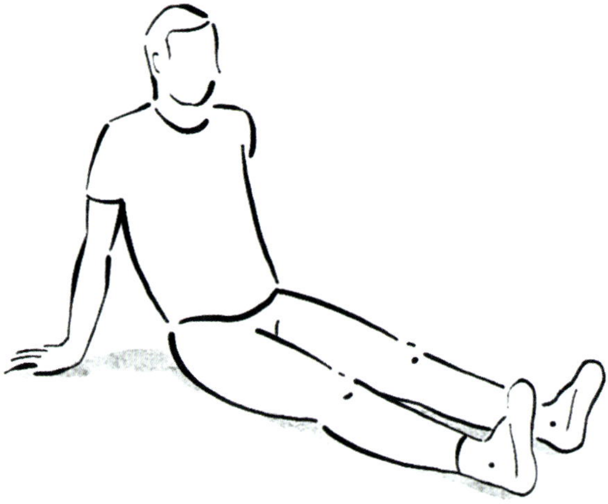

Sitzposition mit ausgestreckten Beinen.
Die nach hinten ausgestreckten Arme stützen den Oberkörper ab.

Einsteigerübung

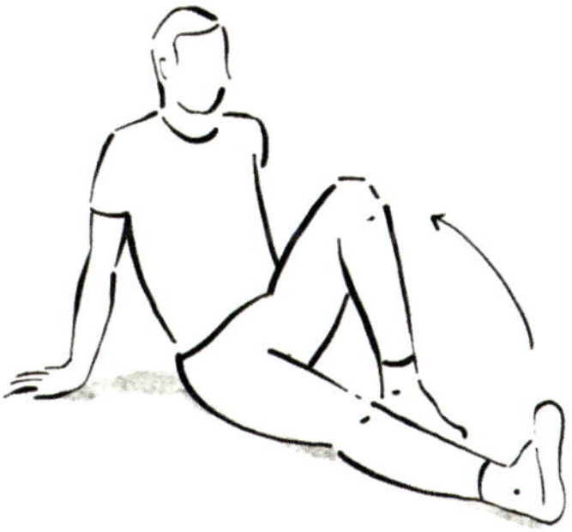

Aus der Ausgangsposition das linke Bein anwinkeln
und möglichst nah am Körper aufstellen.

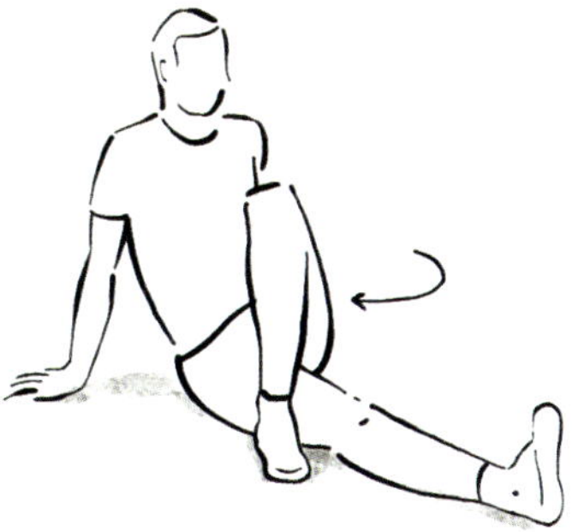

Das angewinkelte linke Bein anheben, über das gestreckte Bein
kreuzen und an der Außenseite des rechten Oberschenkels abstellen.
Beide Sitzbeinknochen bleiben dabei fest auf der Matte.

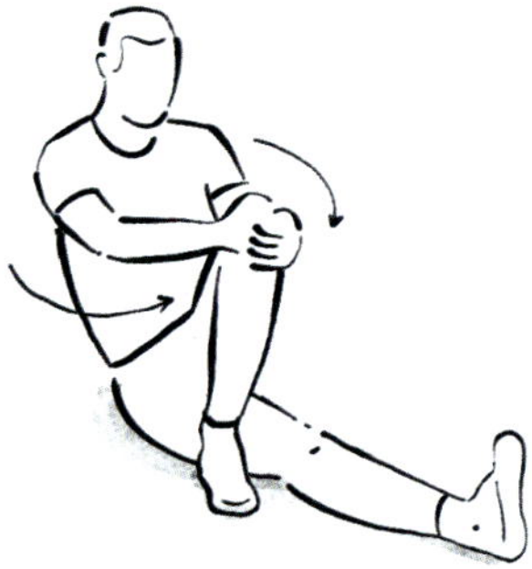

Die Bauchmuskulatur aktivieren, mit beiden Armen das gekreuzte Bein am Knie umfassen.

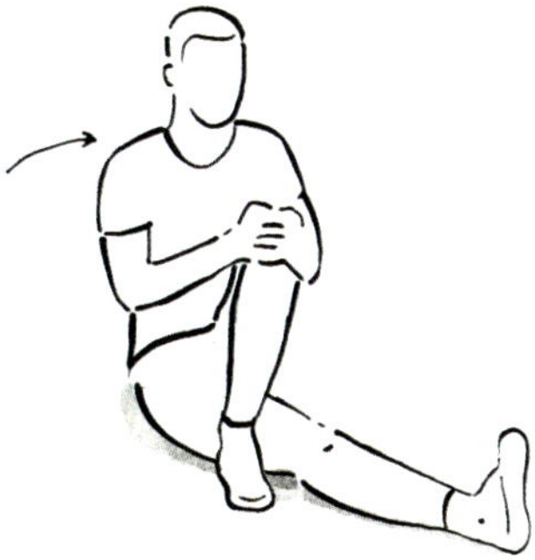

Brust zum Knie ziehen, den Oberkörper dabei gerade aufrichten und so eine Dehnung im Gesäßbereich erzielen.

In die Ausgangsposition zurückkehren und die Übung auf der anderen Seite ausführen.

Kernübung

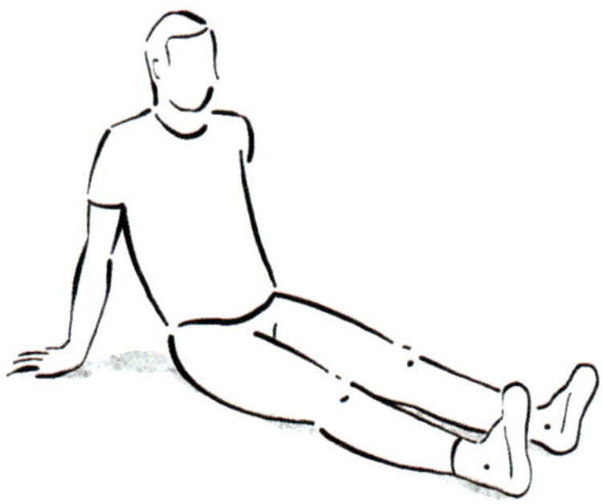

Die Ausgangsposition einnehmen.

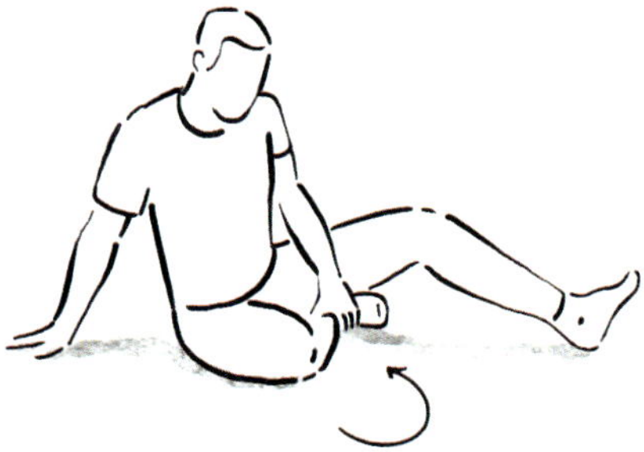

Das linke Bein anwinkeln und aufstellen, das rechte Bein ebenfalls anwinkeln und auf der Matte ablegen. Die Ferse ist möglichst nah am Gesäß positioniert.

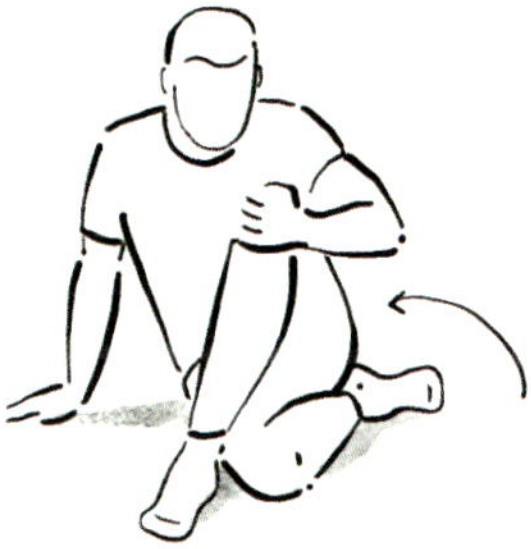

Das linke Bein anheben, über das angewinkelte rechte Bein ziehen und an der Außenseite des Oberschenkels, möglichst nah am Becken, abstellen. Den Oberkörper aufrichten und auf beiden Sitzbeinhöckern sitzen, um eine effektivere Dehnung zu erreichen und die Wirkung der Übung zu verstärken. Falls nötig, mit den Armen abstützen.

In die Ausgangsposition zurückkehren und die Übung auf der anderen Seite ausführen.

Variante für Fortgeschrittene

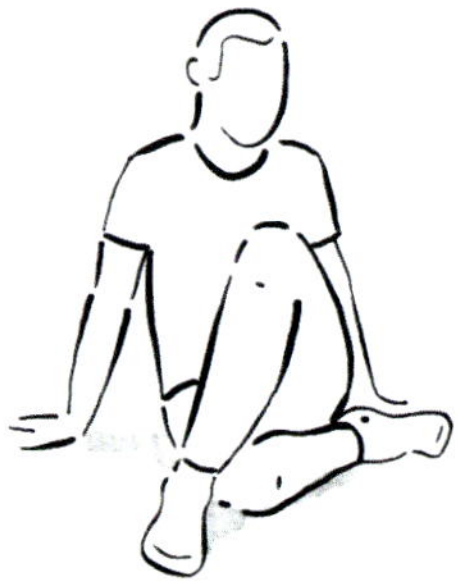

Beide Beine „verschränkt" positionieren wie in der Kernübung beschrieben. Das linke Bein ist aufgestellt.

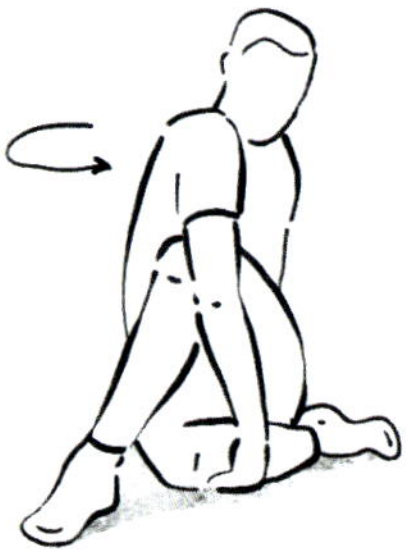

Den Oberkörper nach links drehen und den rechten Arm über das aufgestellte linke Bein legen. Dabei wiederum möglichst aufrecht auf beiden Sitzbeinhöckern sitzen.

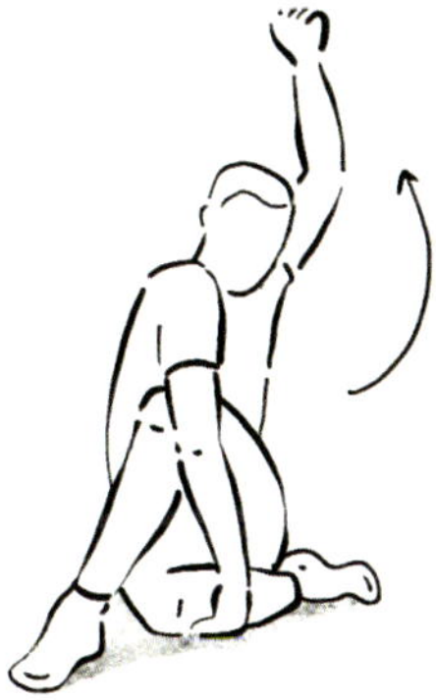

Zur Intensivierung der Dehnung und Mobilisierung im Brustwirbelbereich den linken Arm nach oben strecken. Diese Position zehn Sekunden bis eine halbe Minute halten und bei ruhiger Atmung in die komplexe Dehnung und Verwringung „hineinsinken" lassen.

In die Ausgangsposition zurückkommen und die Übung auf der anderen Seite ausführen.

7.

DER BÄR

In der griechischen Sagenwelt gilt er als Gottheit, die Schamanen Sibiriens halten ihn für den legitimen Vorfahren des Menschen. In der säkularisierten Gegenwart ist er hingegen manchmal als Problembär verschrien.

Kraft und Ausdauer zeichnen den Bären aus. Trotz seines gewaltigen Gewichts verfügt er über eine erstaunliche Schnellkraft und – zum Beispiel beim Lachsfischen – über eine bewundernswerte Geschicklichkeit. Zu sehen ist der Große Bär auch am Nachthimmel: als leuchtendes Sternbild.

ZIEL DER ÜBUNG

Kräftigung der Rumpfmuskulatur.
Kräftigung der Oberschenkelvorderseite, der Schulter- und Armmuskulatur.
Verbesserung der koordinativen Fähigkeiten.

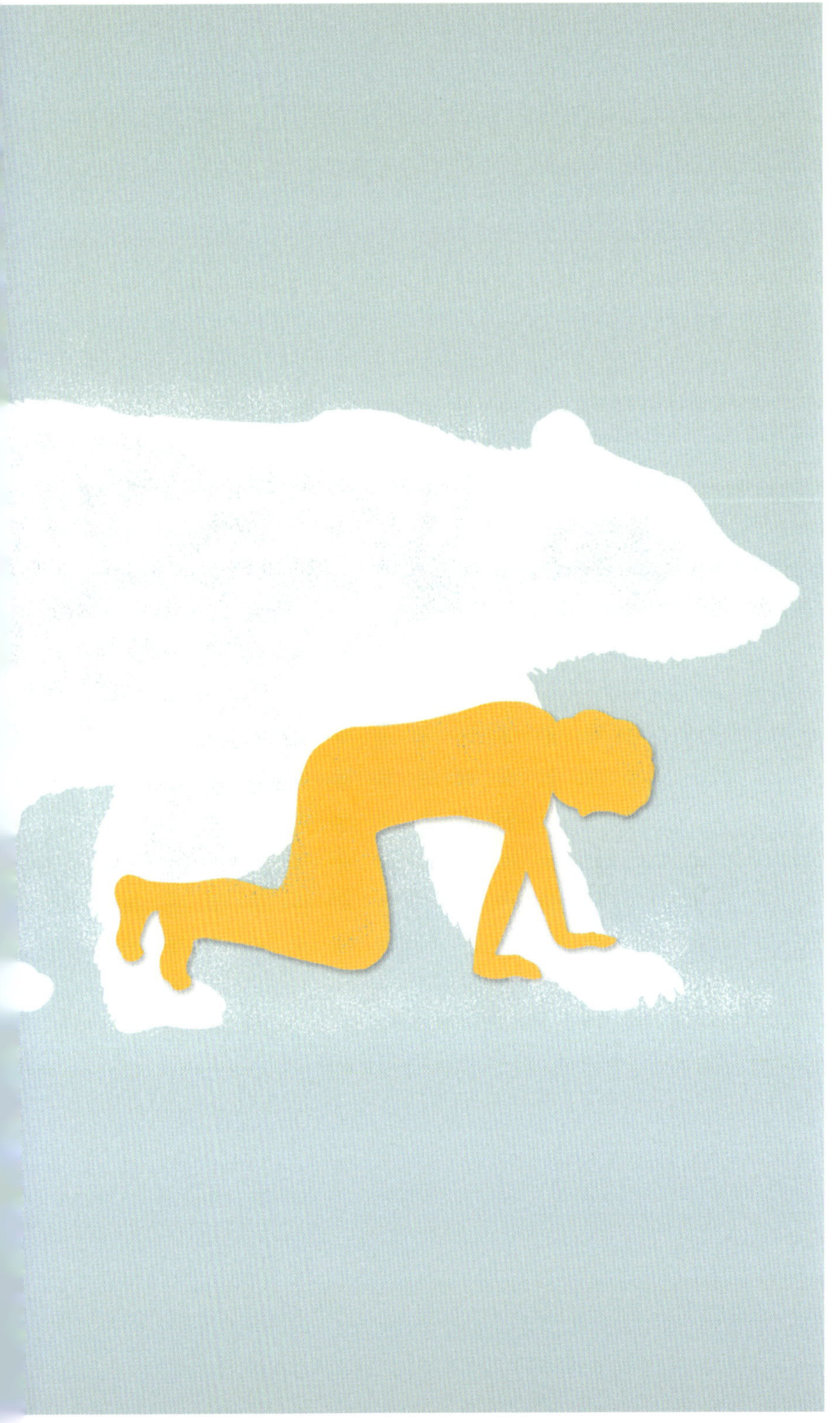

Ausgangsposition

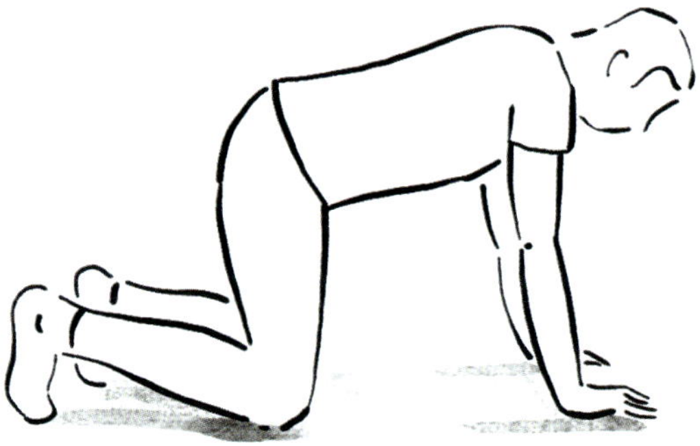

Vierfüßlerstand. Die Handflächen unterhalb der Schultern, die Knie unterhalb der Hüfte positionieren. Die Füße aufstellen.

Einsteigerübung

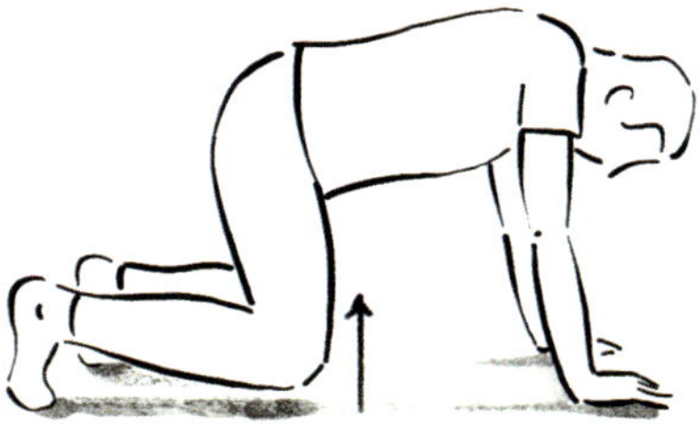

Ausgangsposition einnehmen. Die Bauchmuskulatur aktivieren, die Knie leicht anheben und die Position halten. Kontrolliert atmen und die Spannung im Rumpf aufrechterhalten.

Kernübung

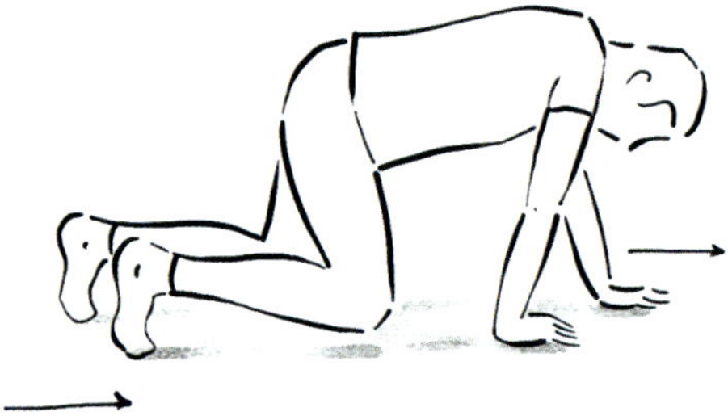

Aus der Ausgangsposition die Knie anheben und mit diagonal synchronisierten kurzen Schritten vorwärts bewegen: Ein kleiner Schritt mit dem rechten Bein wird synchron von einem sanften „Schritt" mit dem linkem Arm nach vorne begleitet.

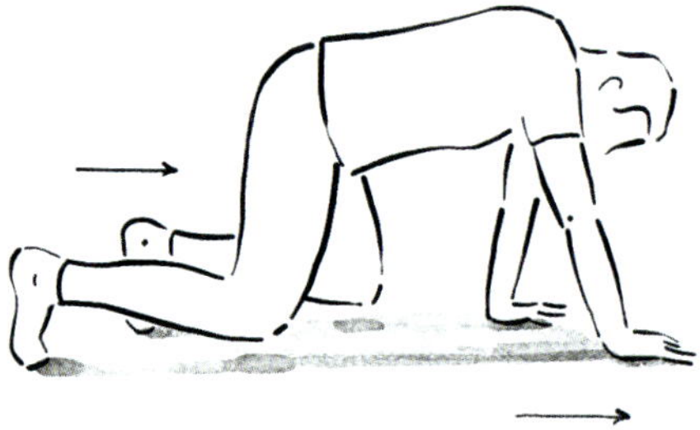

Synchron mit dem linken Bein bewegt sich der rechte Arm nach vorne. Dabei die Ganzkörperspannung halten und die kontrollierte Atmung beachten.

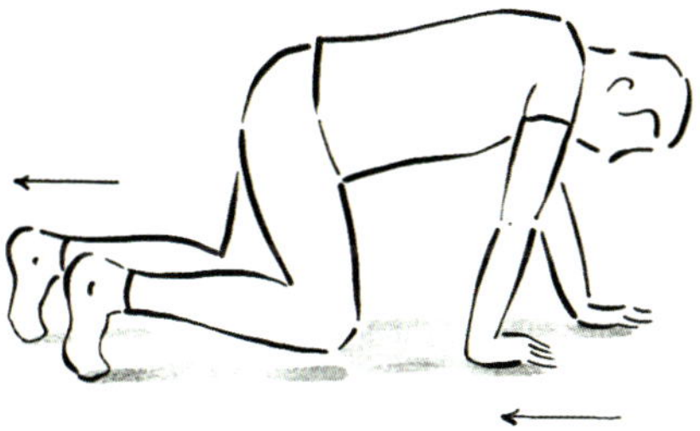

Nach einigen Vorwärtsschritten die Bewegungsrichtung wechseln und sich wiederum diagonal versetzt rückwärts bewegen.

Variante für Fortgeschrittene

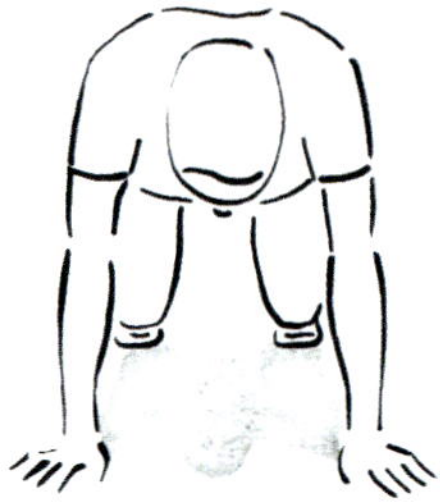

Die seitliche Ausführung des Bärenganges bringt eine erhöhte koordinative Herausforderung:

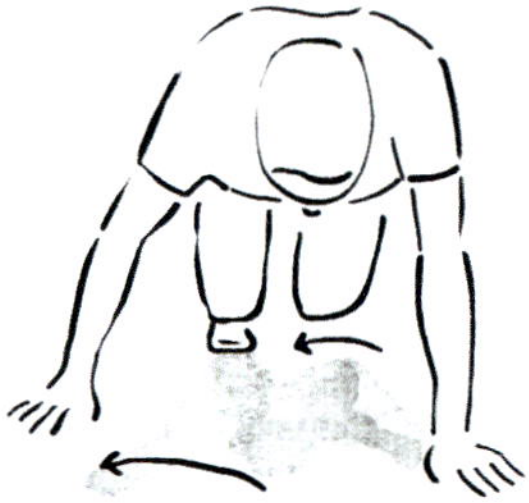

Aus der Grundstellung synchron mit dem linken Bein und dem rechten Arm einen Schritt nach rechts machen.

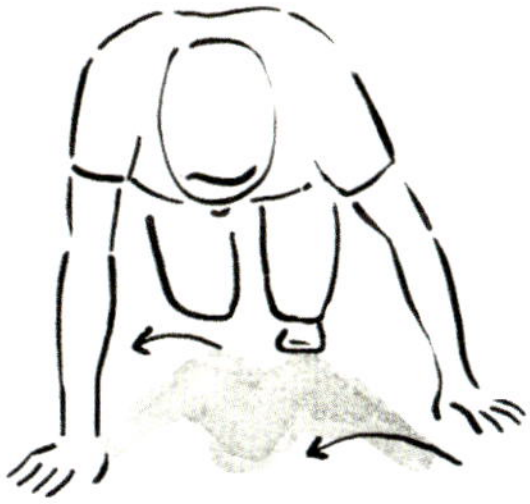

Es folgen ein seitlicher Schritt von rechtem Bein und, synchron dazu, linkem Arm nach rechts.

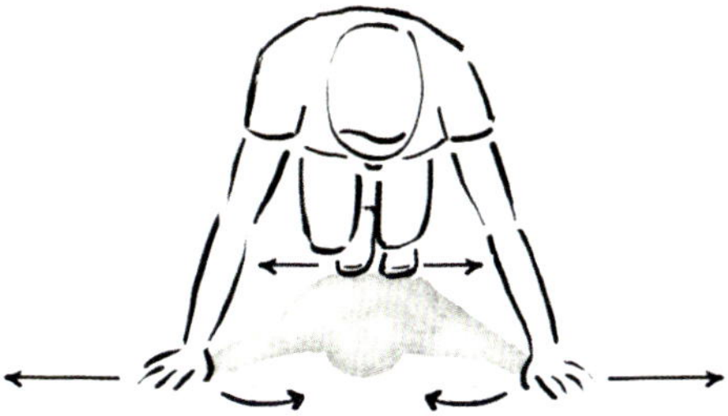

Je nach Lust und Laune und konditionellem Zustand kann die Richtung vorwärts-rückwärts, links-rechts und von besonders Kreativen sogar diagonal variiert werden. Sogar ein „Bärentanz" ist möglich.

8.

DER SCHWAN

Er ist elegant und streitbar. Der größte aller Entenvögel besitzt den längsten Hals seiner Art, mit dem es ihm gelingt, auch tief unter der Wasseroberfläche Nahrung zu finden.

Seine gewaltige Spannbreite macht den Schwan zu einem der größten Wasservögel. Der Start aus dem Wasser ist stets ein Kampf gegen die Schwerkraft. Zeus nützte die sprichwörtliche Reinheit des Schwans übrigens, um sich der schönen Leda in der Gestalt eines Schwans zu nähern, Verführung inklusive.

ZIEL DER ÜBUNG

Komplexe Bewegungsabfolge zur Koordinations- und Gleichgewichtsschulung.
Kräftigung der Beinbeugermuskulatur.
Dehnung der Oberschenkelvorderseite und vorderen Unterschenkelmuskulatur.

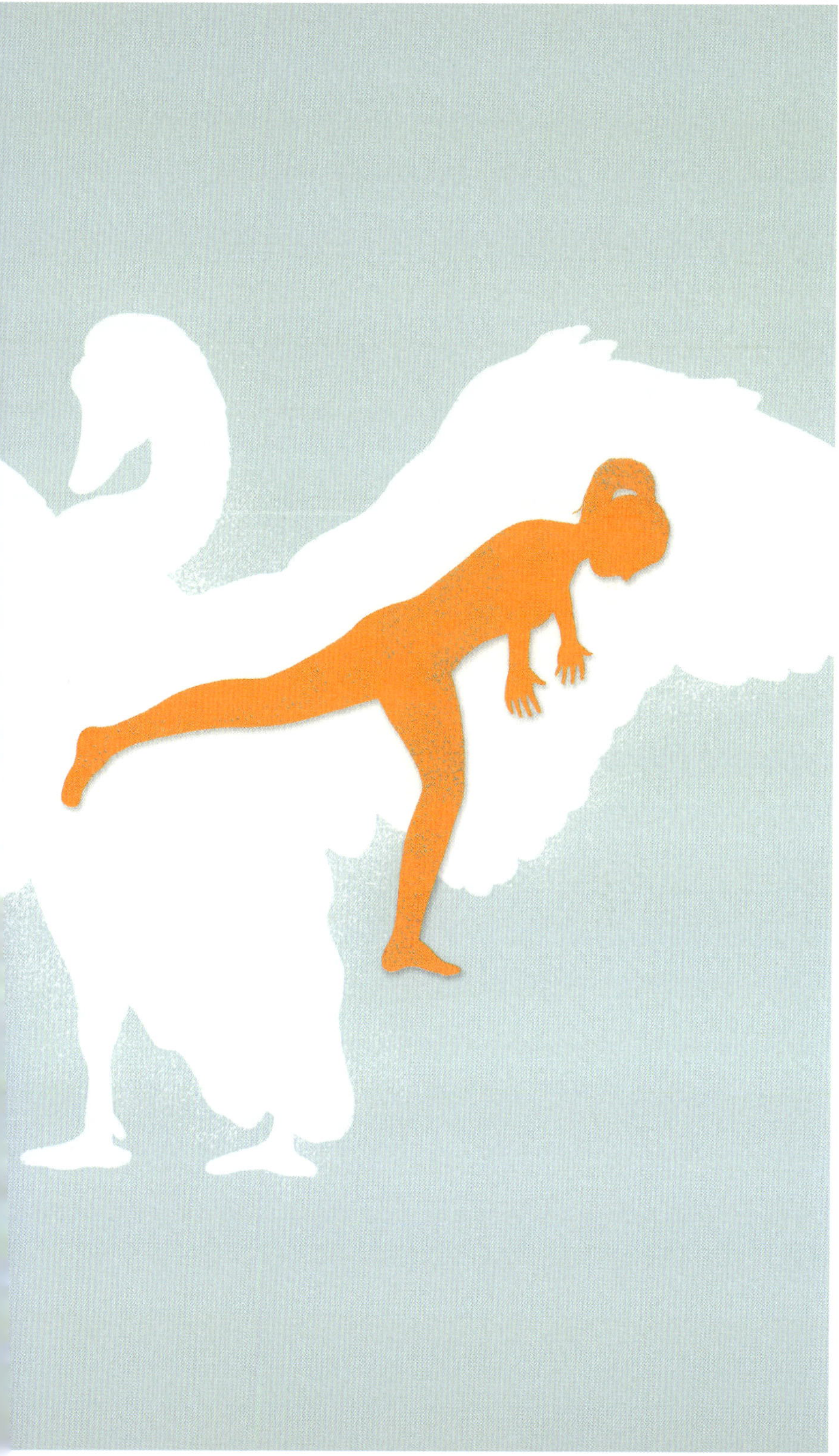

Ausgangsposition

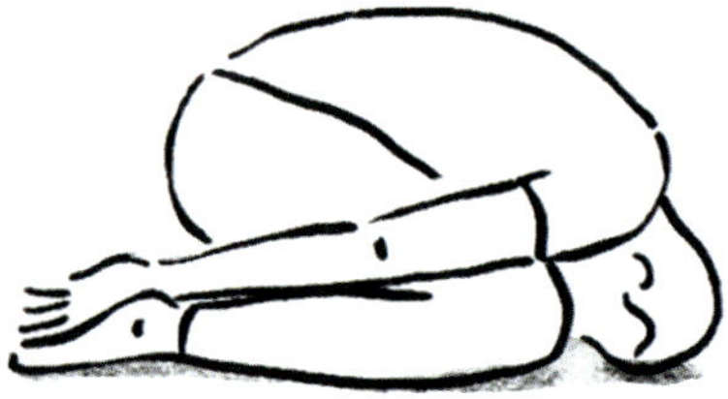

Fersensitz. Den Oberkörper über die Oberschenkel legen. Die Stirn auf der Matte ablegen. Die Arme liegen entspannt seitlich vom Körper.

Einsteigerübung

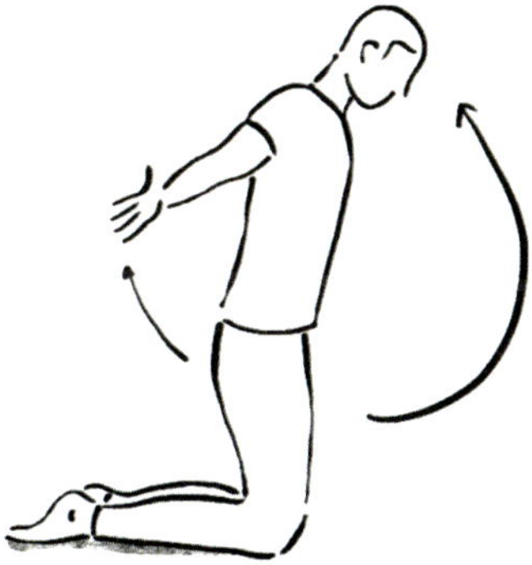

Aus der Ausgangsposition langsam in den Kniestand aufrichten, die Hüfte strecken und die Arme seitlich ausstrecken. Die Füße sind gestreckt, der Blick ist nach unten gerichtet.

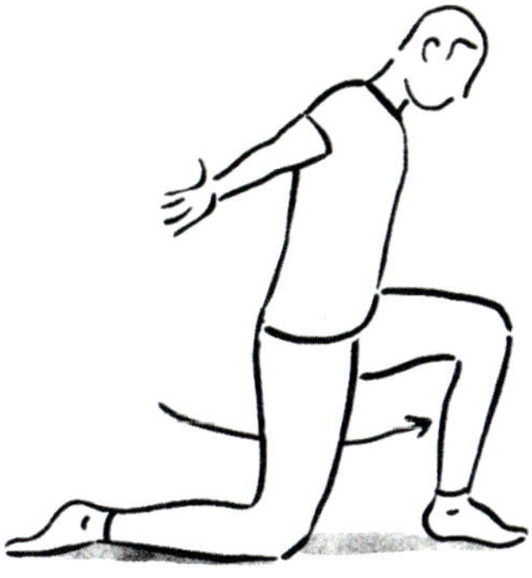

Das linke Bein aufstellen und im 90-Grad-Winkel auf dem Boden aufsetzen, das Becken dabei nach vorne schieben.

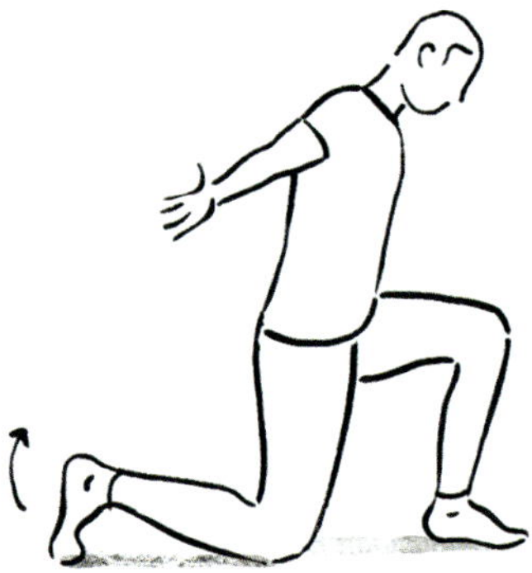

Aus diesem knienden Ausfallschritt langsam aufrichten.
Dazu zunächst den hinteren Fuß aufstellen.

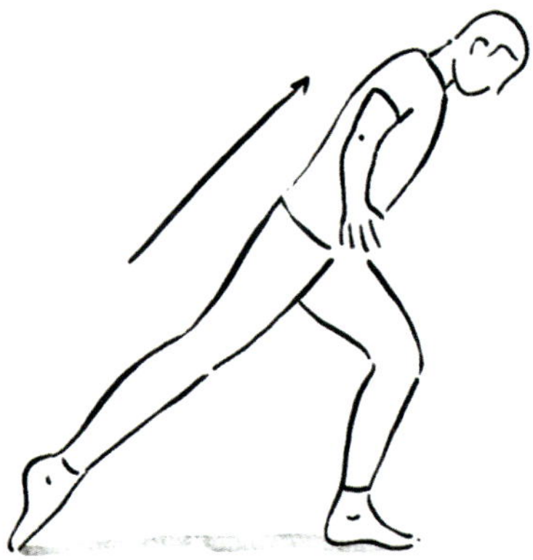

Das Gewicht auf das linke Bein verlagern und das Bein leicht strecken.
In eine schräge Standwaageposition kommen, die Fußspitze des hinteren Fußes darf zur Gleichgewichtskontrolle leichten Bodenkontakt halten.

Anschließend in die Ausgangsposition zurückkehren und die Übung auf der anderen Seite wiederholen.

Kernübung

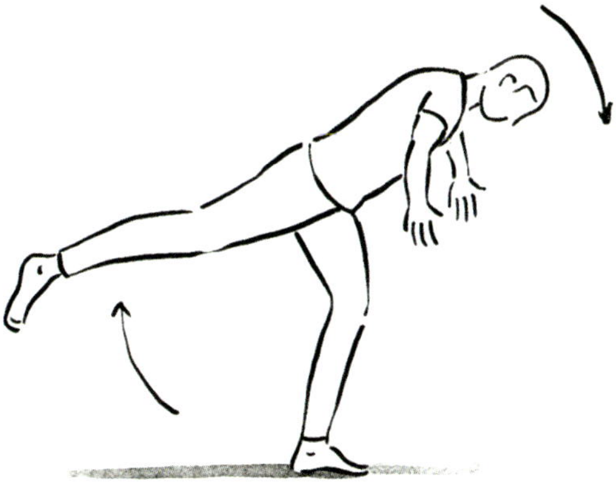

Die Bewegungsabfolge wie in der Einsteigerübung beschrieben ausführen. Aus der letzten Position das hintere, rechte Bein anheben, das linke etwas weiter strecken und in eine Standwaage mit leicht gebeugtem Standbein kommen.
Diese Position einige Sekunden halten, den Oberkörper aufrichten, das hintere Bein absetzen und wieder in die Ausgangsposition zurückkehren.

Die Übung auf der anderen Seite wiederholen.

Variante für Fortgeschrittene

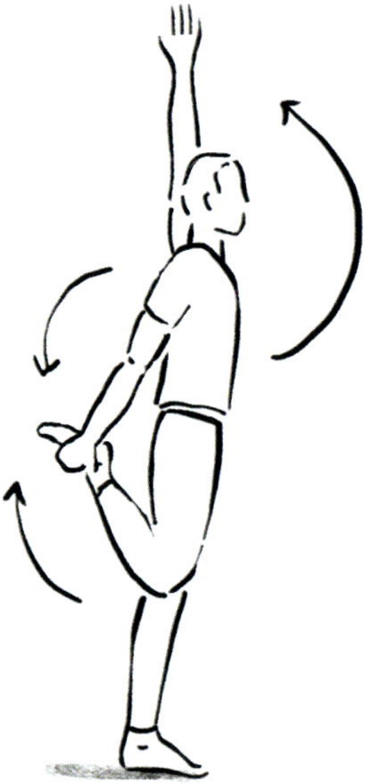

Die Übung wie in der Kernübung beschrieben ausführen. Aus der Standwaage den Oberkörper aufrichten. Das rechte Bein ohne Absetzen anwinkeln und zum Gesäß führen. Mit der rechten Hand den Fuß am Rist umfassen und das mit der Ferse zum Gesäß angewinkelte Bein festhalten. Die Oberschenkelvorderseite wird dabei stark gedehnt. Den linken Arm nach oben ausstrecken. Das einbeinige Gleichgewicht muss dabei vor allem aus der Fußmuskulatur, der Rumpfmuskulatur und durch Gesamtkörperspannung reguliert und stabilisiert werden.

Variante

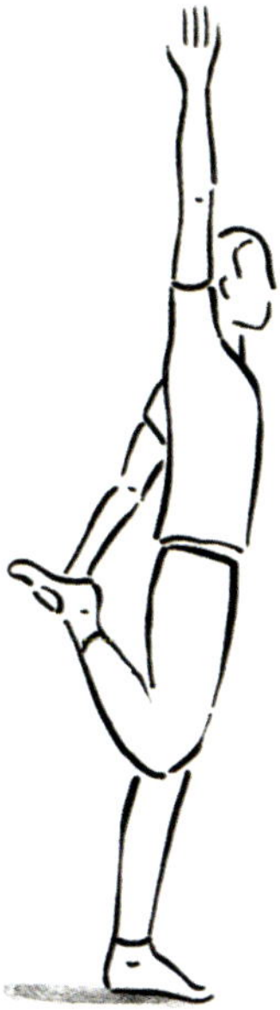

Das angewinkelte (rechte) Spielbein mit der gegenüberliegenden (linken) Hand fixieren und dehnen, die rechte Hand nach oben ausstrecken.

9.

DER GAMSBOCK

Er ist im steilen, felsigen Gelände zu Hause, vorzugsweise im Kühlen. Sein Körper ist ganz darauf eingerichtet: Ein großes Herz lässt das Blut kreisen und steigert die Leistungsfähigkeit.

Die Hufe können gespreizt werden und geben dem Gamsbock Trittsicherheit. Die Hörner, die der Gamsbock trägt, haben ihn in der Sagenwelt immer wieder zum Komplizen des Teufels gemacht. In der Traumdeutung symbolisiert sein Auftauchen jedoch das starke Bedürfnis nach Freiheit.

ZIEL DER ÜBUNG

Segmentale Ansteuerung und Kontrolle der Wirbelsäule und Mobilisierung der einzelnen Wirbelkörper. Aktivierung und Dehnung der seitlichen Rumpfmuskulatur. Kräftigung und Koordination der Tiefenmuskulatur entlang der Wirbelsäule.

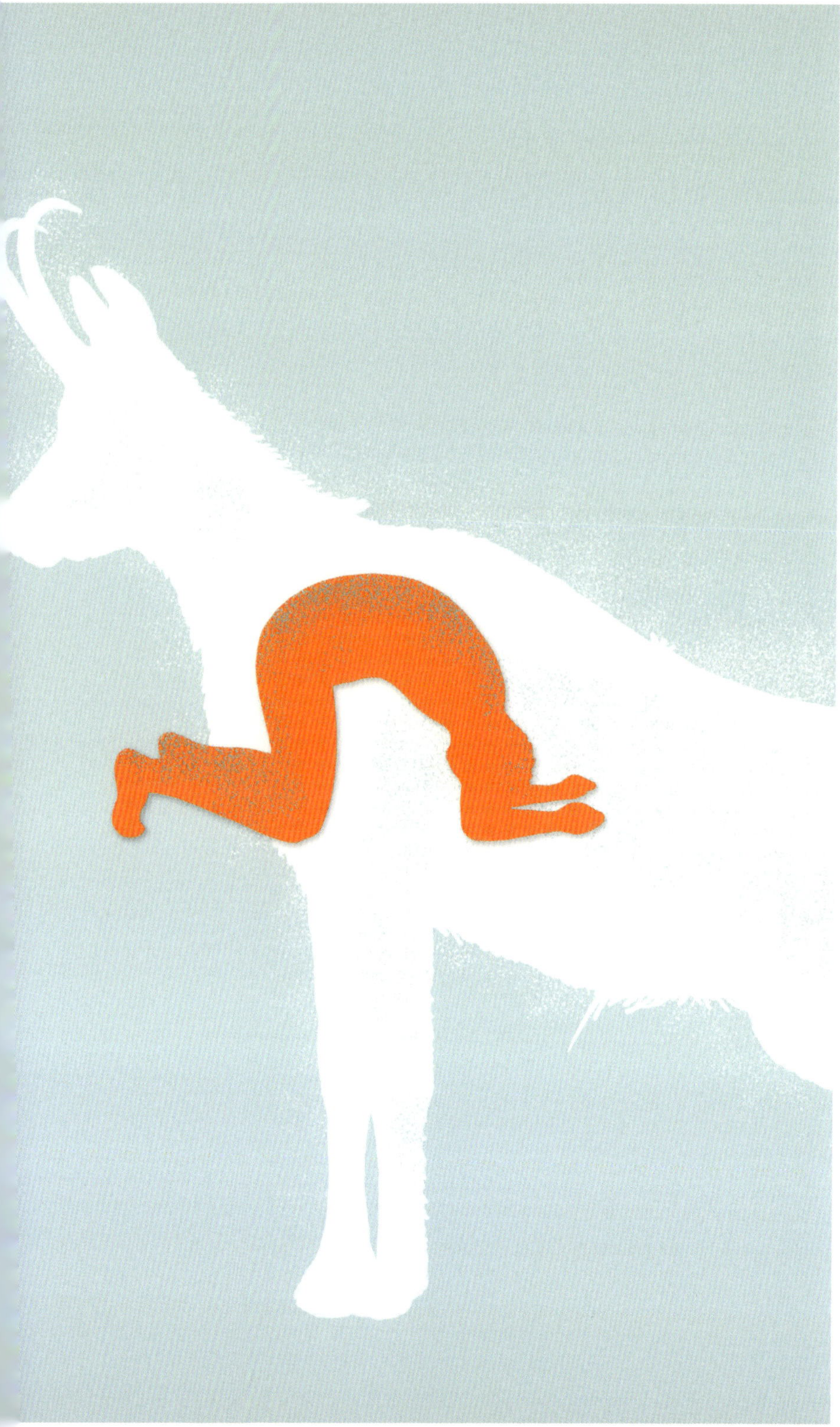

Ausgangsposition

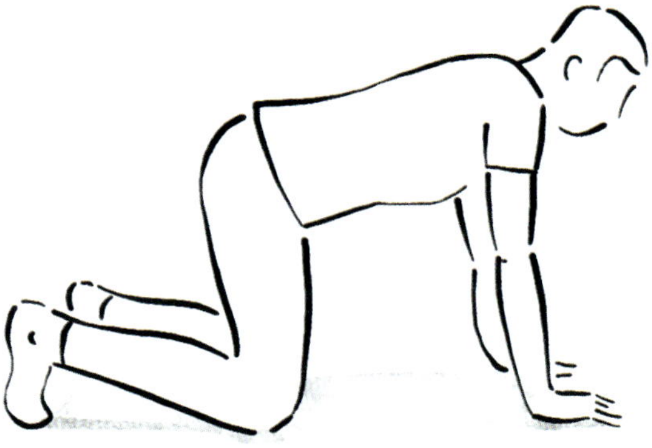

Vierfüßlerstand. Die Füße aufstellen. Der Blick ist nach unten gerichtet.

Kernübung

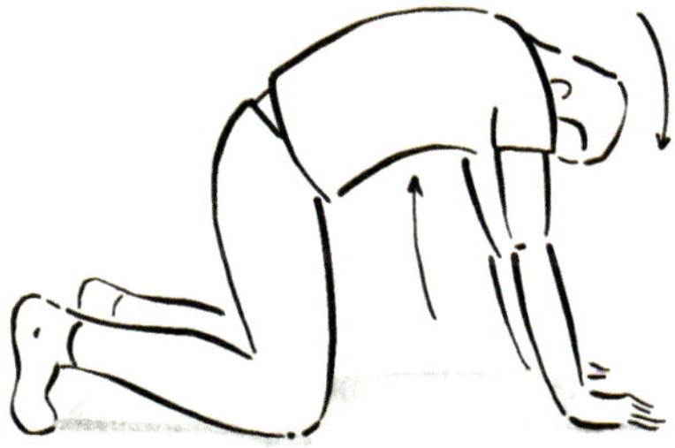

Aus der Ausgangsposition den Rücken langsam runden, dabei Wirbel für Wirbel einzeln ansteuern und aufrollen. Das Kinn zur Brust ziehen und den Blick zu den Beinen nach hinten richten.

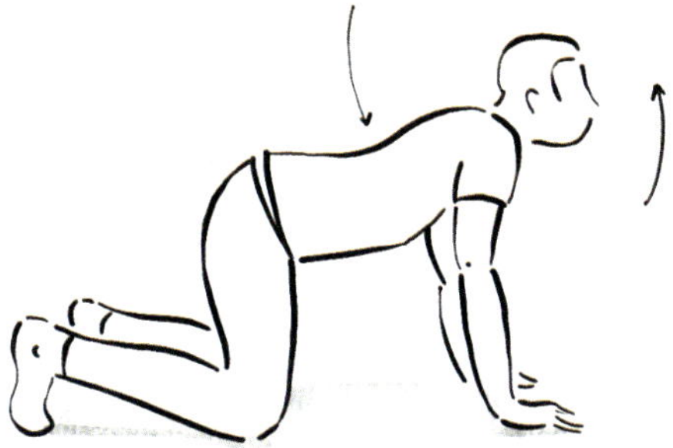

In die Gegenbewegung wechseln, Wirbel für Wirbel wieder abrollen und den Rücken strecken. Dabei die Brust- und Halswirbelsäule in harmonischer Krümmung dehnen, ohne den Kopf zu stark in den Nacken zu legen.

Variante der Kernübung

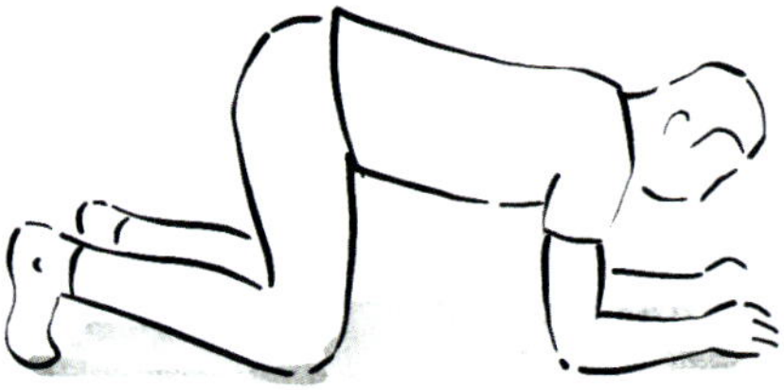

Die Ausgangsposition verändern,
auf den Unterarmen abstützen.

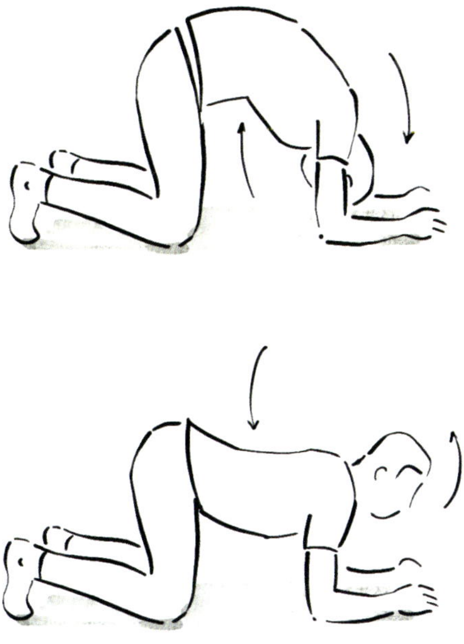

Rundung und Streckung wie in der Kernübung beschrieben abwechselnd ausführen.

Variante für Fortgeschrittene

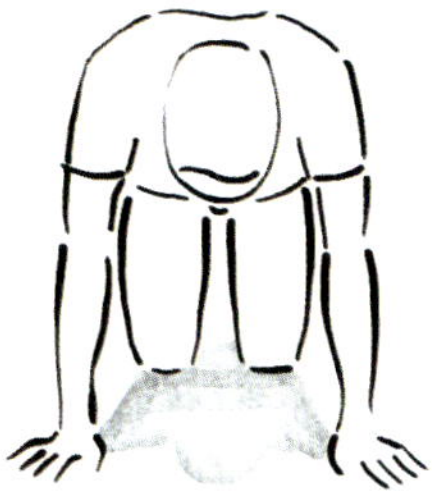

Neutrale Ausgangsposition einnehmen.
Füße strecken und ablegen.

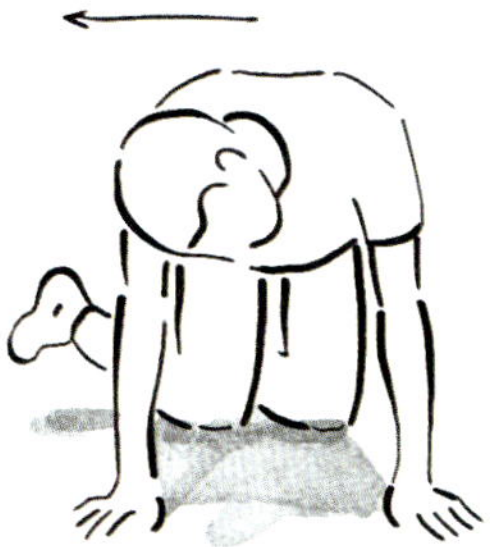

Aus der Ausgangsposition in eine seitliche Krümmung der Wirbelsäule kommen: Die rechte Schulter sowie die rechte Kopfhälfte durch die Kontraktion der seitlichen Rumpfmuskulatur an die rechte Hüfte und den rechten Außenknöchel annähern. Während die rechte Seite arbeitet, wird die linke Seite gedehnt.

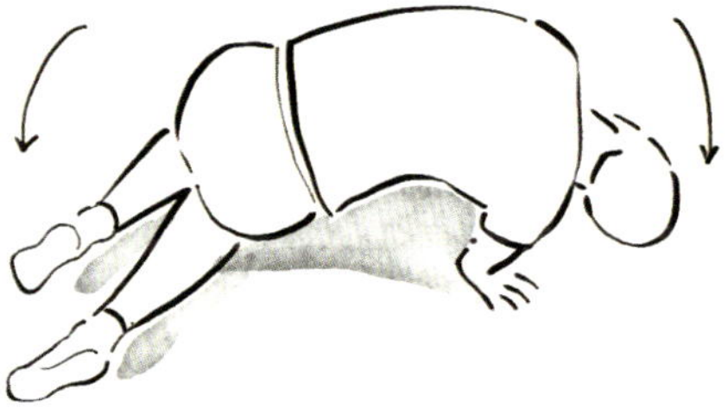

Die Unterschenkel unterstützen die Bewegung:
Die Füße im Kniestand leicht anheben und nach rechts schwenken.
Die Endposition ein paar Sekunden halten, dabei langsam
und kontrolliert weiteratmen.

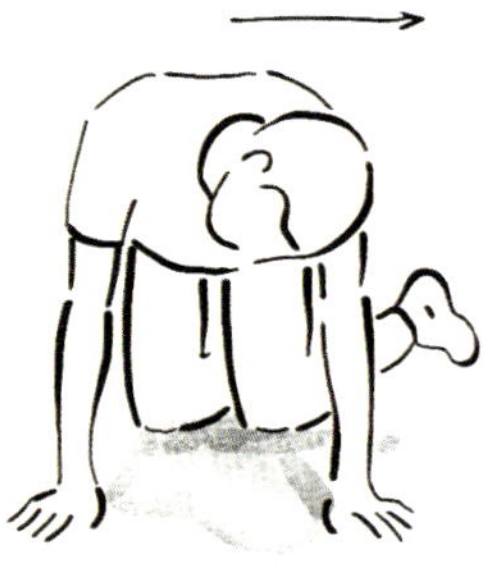

Zurück in die Grundposition kommen und die Übung
zur linken Seite wiederholen.

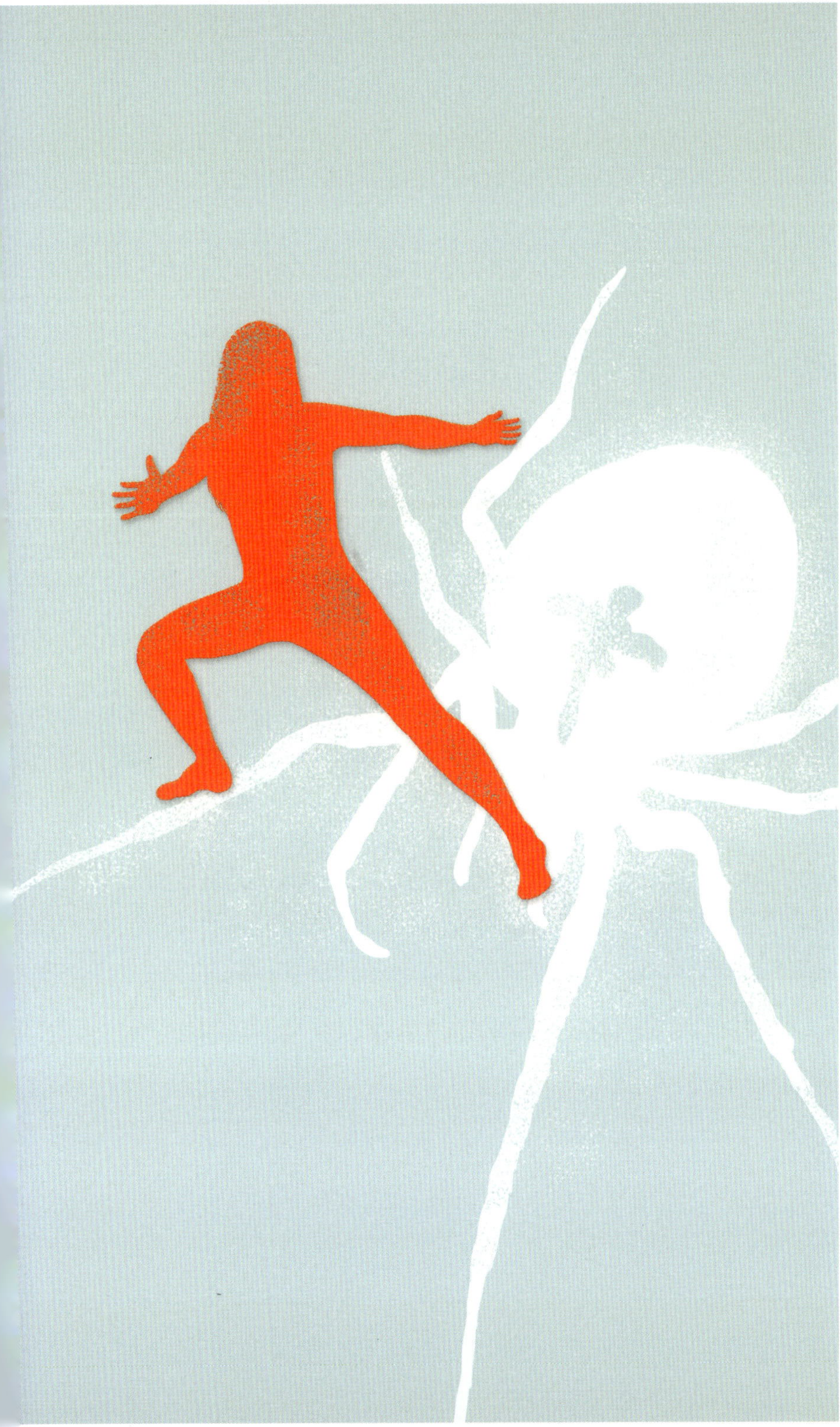

Ausgangsposition

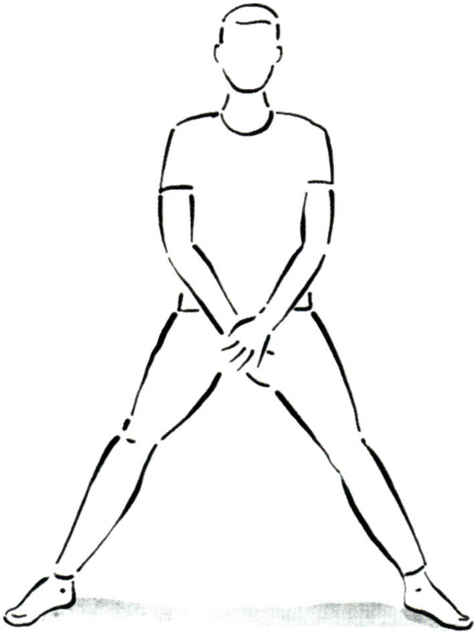

Überschulterbreiter Stand. Die Füße in einer Linie mit den Knien leicht nach außen drehen.

Einsteigerübung

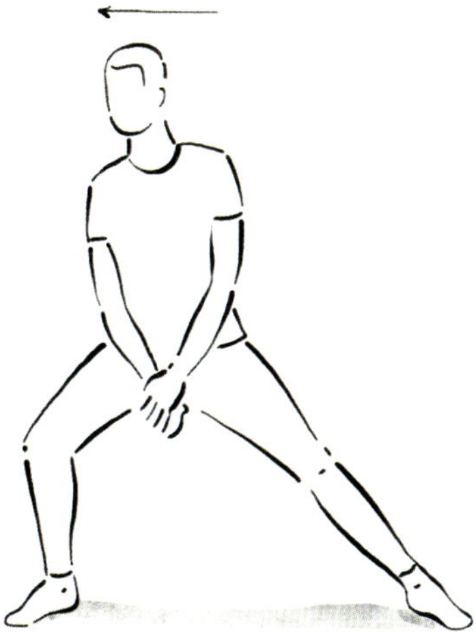

Aus der Ausgangsposition das Gewicht auf das rechte Bein verlagern, das rechte Knie beugen, das linke Bein strecken. Zum Schutz der Kniegelenke auf eine präzise axiale Ausrichtung von Knien und Füßen achten, die Knie dürfen weder nach innen noch nach außen kippen.

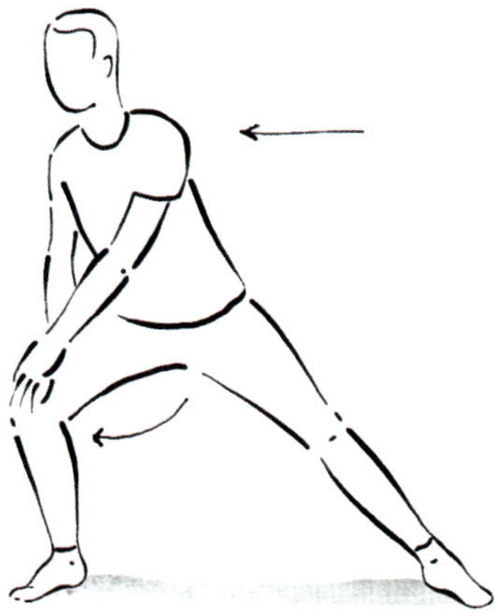

Synchron dazu die Hände zum rechten unteren Oberschenkel bringen und dort abstützen.

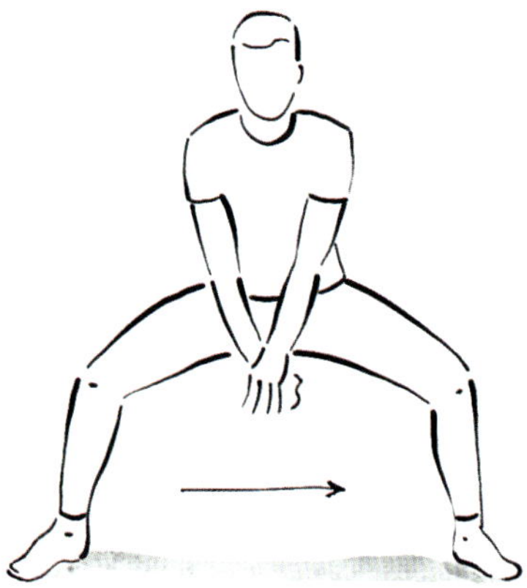

Das Gewicht mit beidseitig gebeugten Knien langsam von rechts nach links verlagern, den Gesäßschwerpunkt dabei tief halten. Der Oberkörper ist leicht nach vorne gebeugt.

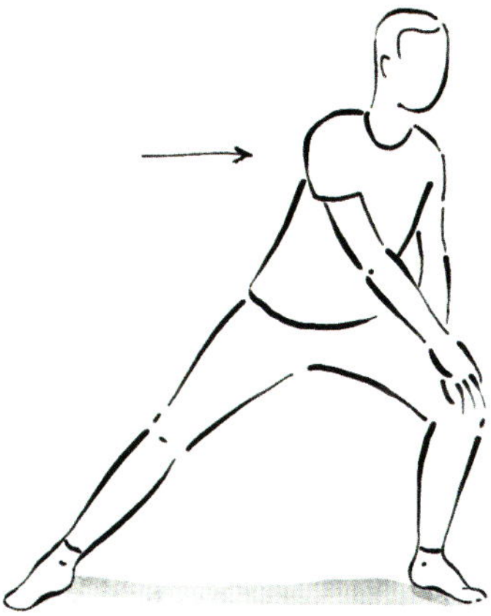

Am Ende der Bewegung das rechte Bein strecken, die Hände zum linken unteren Oberschenkel bringen und abstützen.

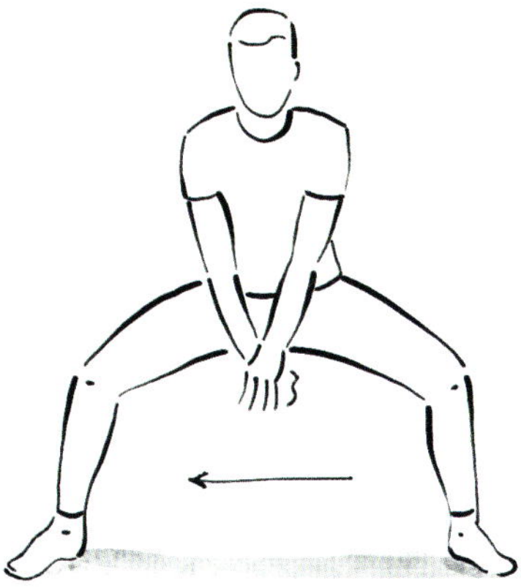

Übung wieder nach rechts ausführen.

Kernübung

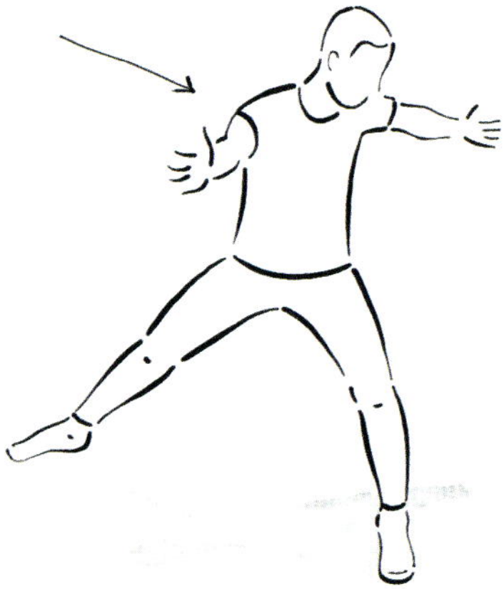

Die Ausgangsposition einnehmen, das Gewicht auf das linke Bein bringen. Die Arme in Schulterhöhe seitlich ausstrecken.

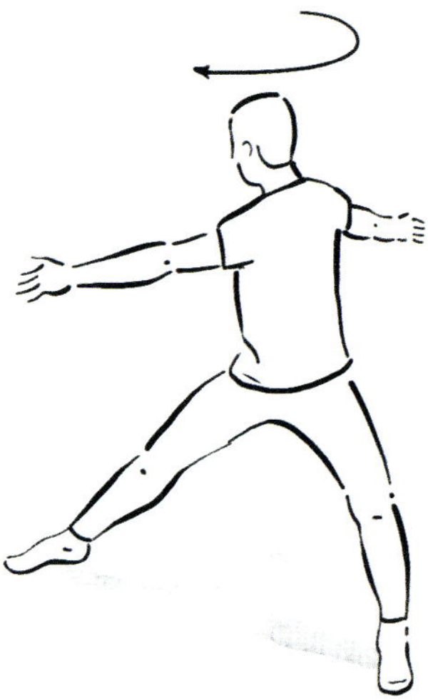

Oberkörper und Kopf nach rechts drehen.

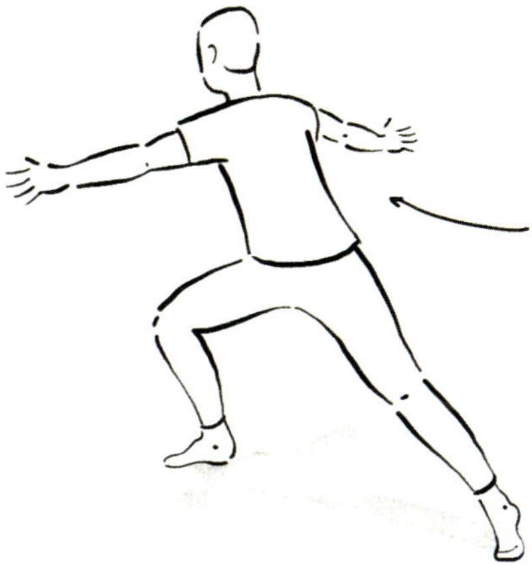

Dann den Körperschwerpunkt horizontal nach rechts verschieben, das rechte Bein beugen, das linke Bein strecken. Der Oberkörper ist aufgerichtet, der Blick nach rechts außen orientiert.

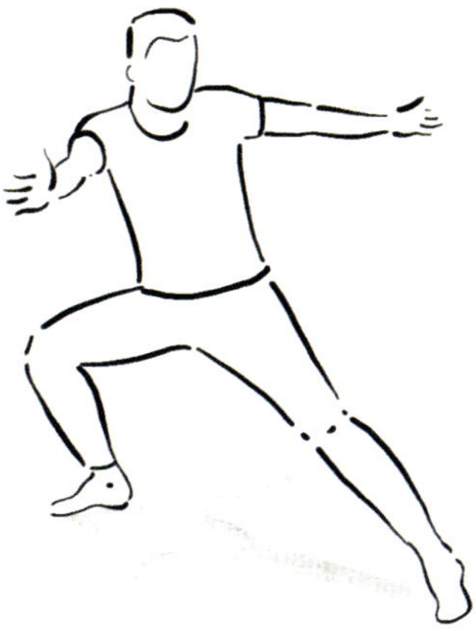

Die Übung nach links wiederholen.
Die Bewegung wird jeweils mit einer Oberkörperrotation in die gewünschte Richtung eingeleitet, und der Gesäßschwerpunkt soll bei der Gewichtsverlagerung tief bleiben.

11.

DER ROTHIRSCH

Er ist der König des Waldes. Sein Auftreten gebietet Respekt. Der Rothirsch symbolisiert Verantwortung und Weisheit, aber vor allem auch Kraft. Seine Brust ist breit, der Hals stark, die Wirbelsäule die eines Läufers.

Besonders eindrucksvoll ist sein Geweih, das jedes Jahr abgeworfen und, um ein Ende ergänzt, neu ausgebildet wird. In der Brunft ist das Röhren des Hirsches das mächtigste Geräusch des Waldes. Er kennt sein Revier und kämpft mit seiner ganzen Macht darum. Er ist der Platzhirsch.

ZIEL DER ÜBUNG

Mobilisation der Wirbelsäule.
Dehnung der hinteren Beinmuskulatur.
Stabilisierung der Schultermuskulatur.
Kräftigung von Gesäß-, Rückenstrecker-, Oberschenkel- und Wadenmuskulatur.

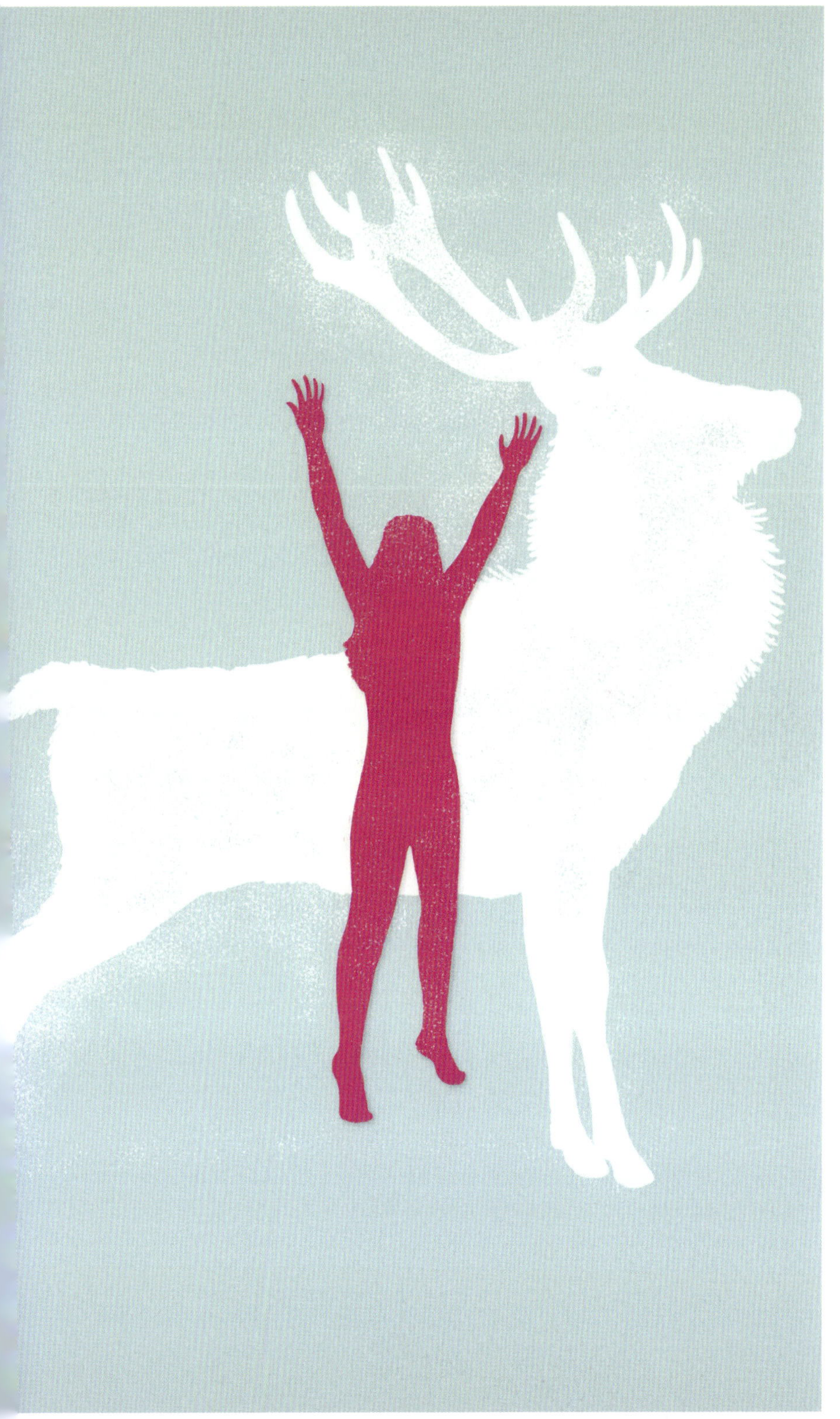

Ausgangsposition

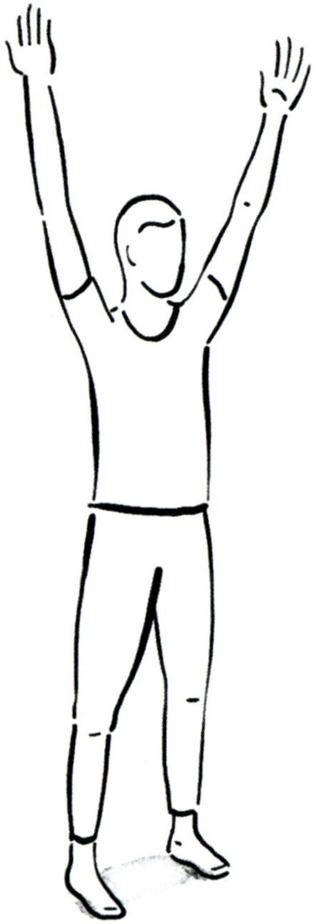

Aufrechter Stand. Die Füße sind hüftbreit voneinander entfernt. Die Arme mit leicht gebeugten Ellenbogen nach oben ausstrecken.

Kernübung

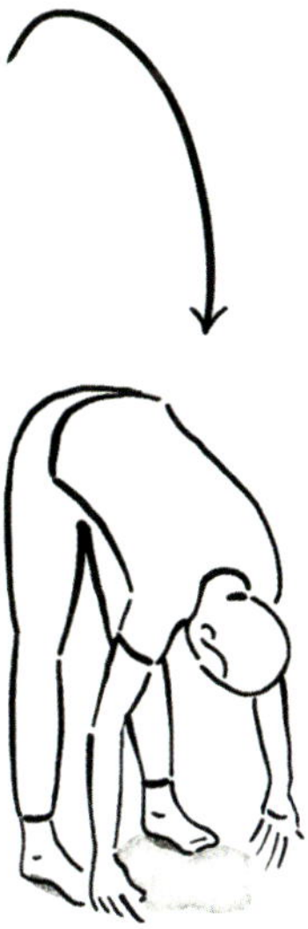

Die Hüfte beugen, den Oberkörper und die Arme langsam vornüber beugen und Richtung Boden absenken. Bauchmuskulatur dabei aktivieren. Die Knie möglichst gestreckt halten, dabei die Dehnung im hinteren Bereich der Oberschenkel angenehm spüren. Die Position halten, die Schwerkraft wirken lassen und ruhig weiteratmen.

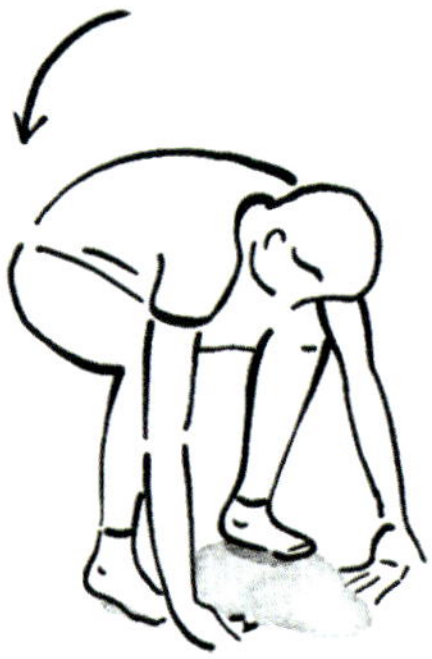

Die Knie beugen und so die Dehnungsposition lösen, das Gesäß dabei langsam absenken. Die Hände mit nach oben gerichteten Handflächen ablegen.

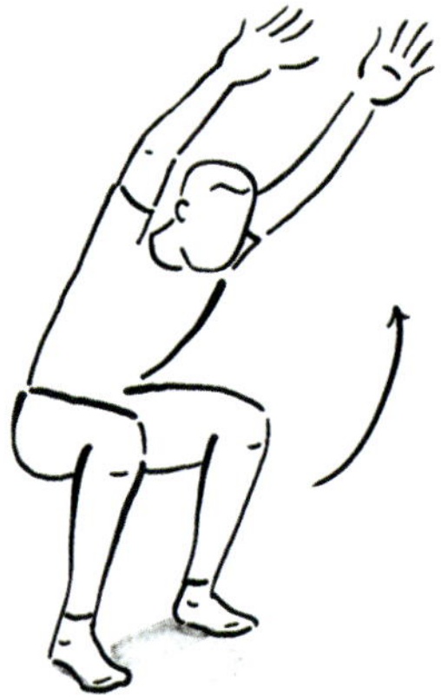

Die Arme nach oben strecken und den Oberkörper aufrichten, dabei eine knieschonende Hockposition halten. Rumpf- und Rückenmuskulatur sind aktiviert und stabilisieren einen geraden Rücken.

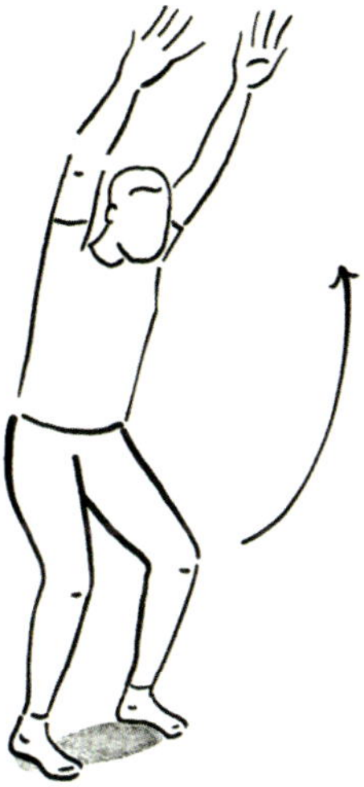

Aus dieser Position wieder in den aufrechten Stand kommen, die Arme bleiben oben.

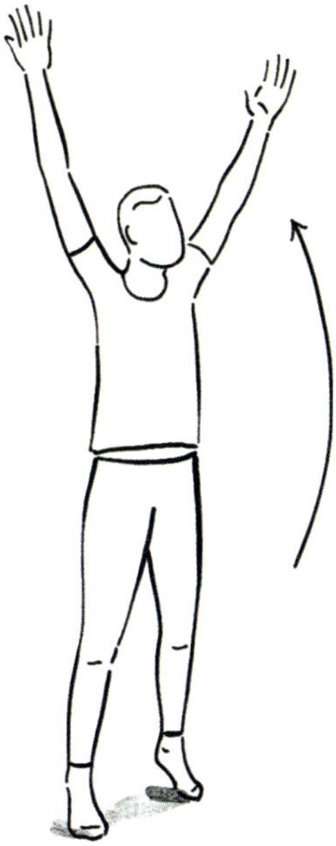

In den Zehenballenstand gehen und den Körper so weit wie möglich nach oben strecken.

Variante für Fortgeschrittene

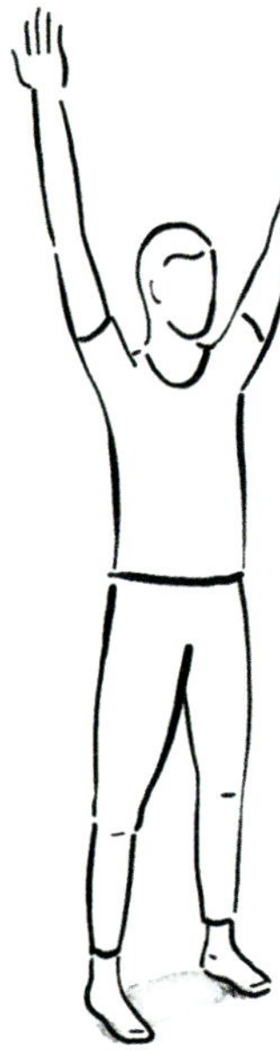

Ausgangsposition einnehmen.

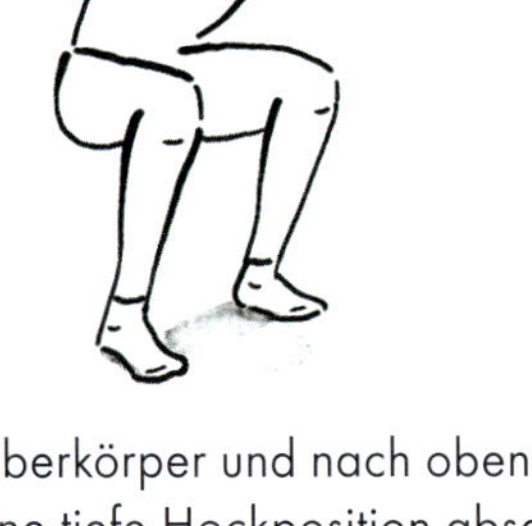

Mit aufrechtem Oberkörper und nach oben gestreckten Armen in eine tiefe Hockposition absenken.

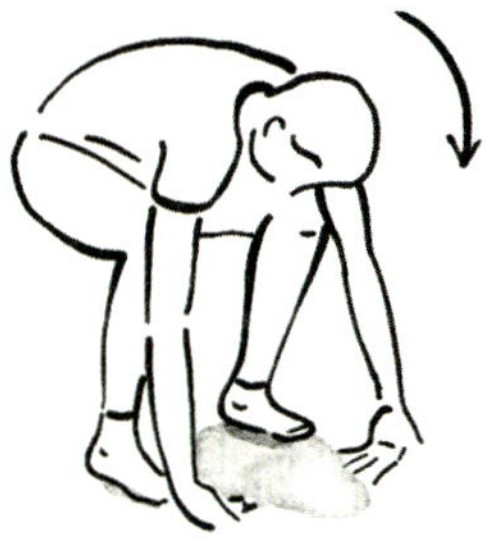

Arme zum Boden absenken, die Hände mit nach oben gerichteten Handflächen ablegen.

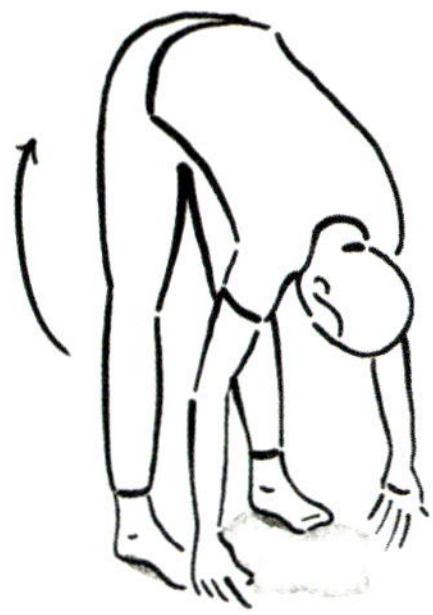

Langsam Beine strecken und die Rückseite der Oberschenkel dehnen, während die Hände am Boden bleiben.

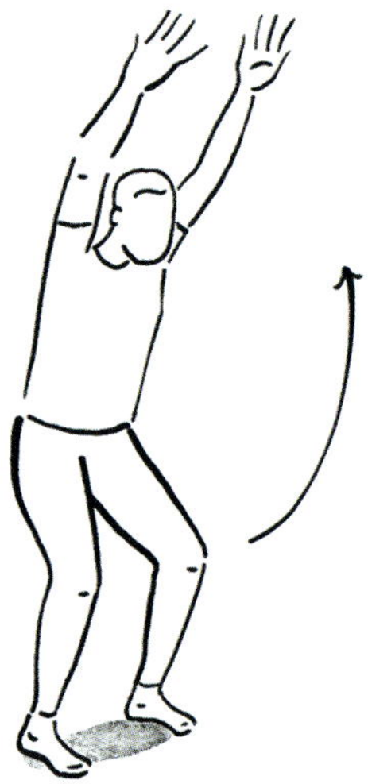

Wieder in Hockposition absenken, Oberkörper aufrichten und Arme nach oben strecken.

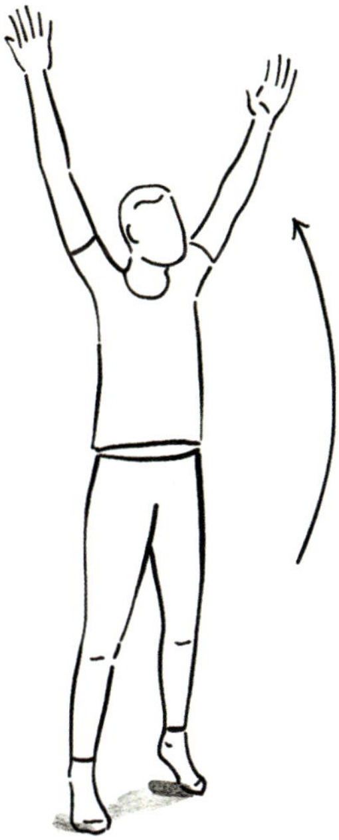

Aus dieser Position in den aufrechten Stand drücken,
die Arme bleiben oben.
In den Zehenballenstand gehen und den Körper so weit
wie möglich nach oben strecken.

12.

DER STEINADLER

Der Steinadler ist ein genialer Jäger. Im bodennahen Flug verschmilzt er mit der Landschaft, gleitet unhörbar in der Deckung dahin, bis er sein Ziel überrascht.

Die große Spannweite und die enorme Kraft erlauben ihm, auch Beutetiere zu tragen, die deutlich schwerer sind als er selbst. Sein scharfer Blick ist Legende. Deshalb wurde er auch von den höchsten Göttern als Bote auserkoren – und gilt seinerseits als König der Lüfte, dem es an Weitblick, Mut und Kraft nicht mangelt.

ZIEL DER ÜBUNG

Verbesserung der Raumorientierung und Koordination.
Schulung des speziellen Gleichgewichtssinns und Rhythmusgefühls.
Anregung von Intuition und Vorstellungskraft.

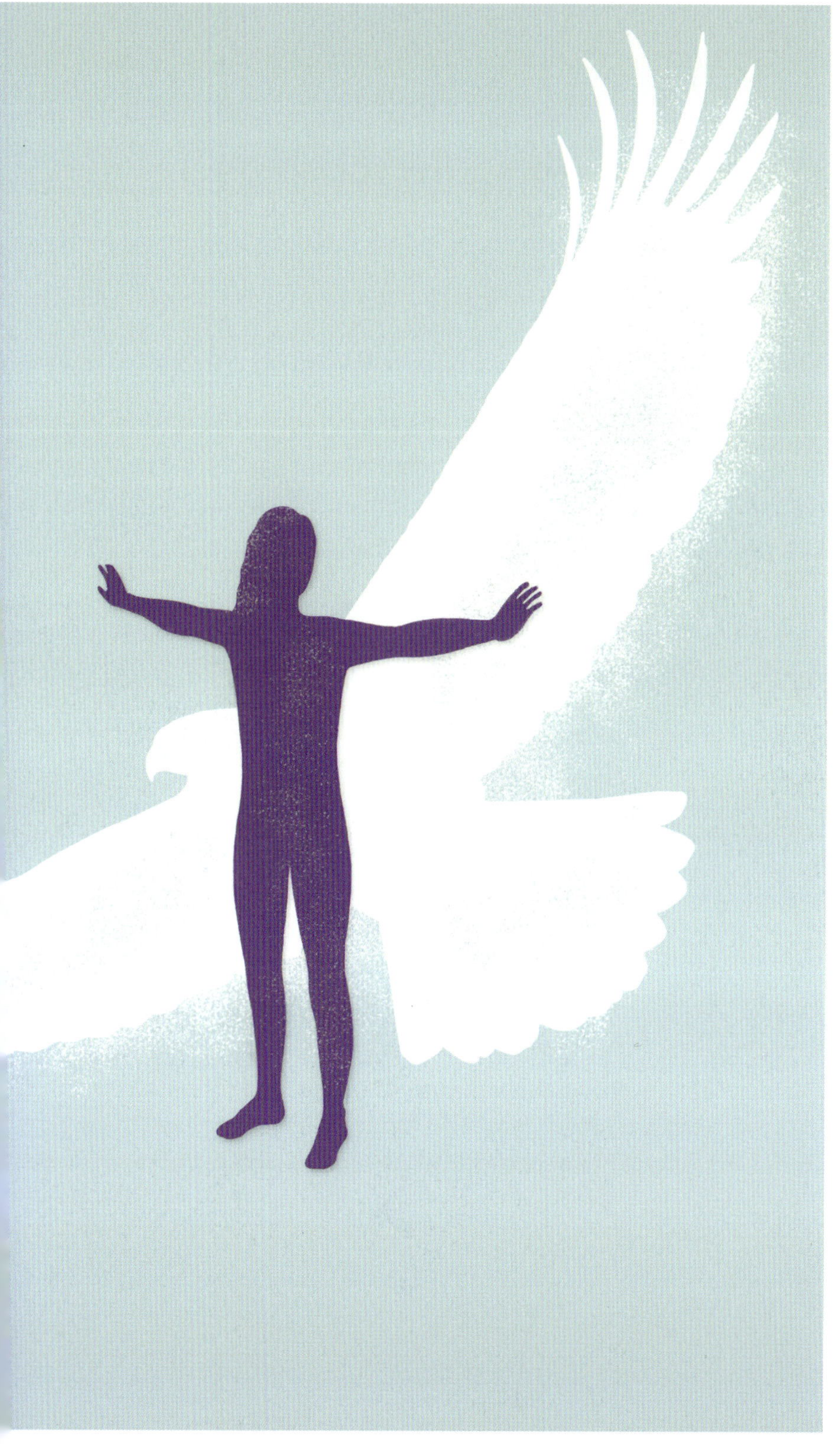

Ausgangsposition

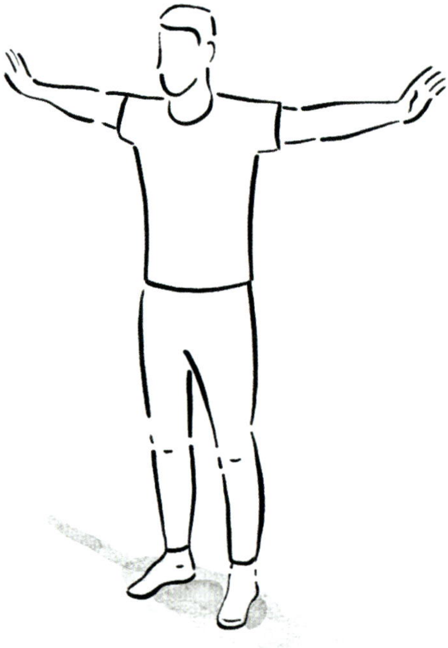

Aufrechter Stand. Die Füße sind hüftbreit voneinander entfernt. Die Arme seitlich ausstrecken, Finger nach oben und Handflächen nach außen drücken.

Einsteigerübung

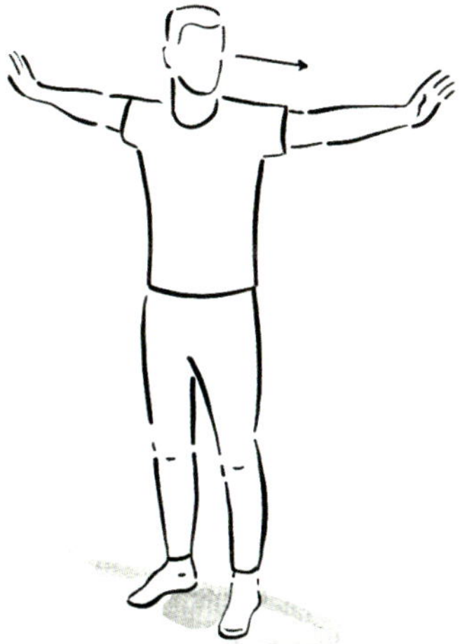

Aus der Ausgangsposition Kopf und Blick annähernd 90 Grad nach links wenden, sodass die linke Hand im Blickfeld ist. Einen Bezugspunkt im Raum dahinter auswählen.

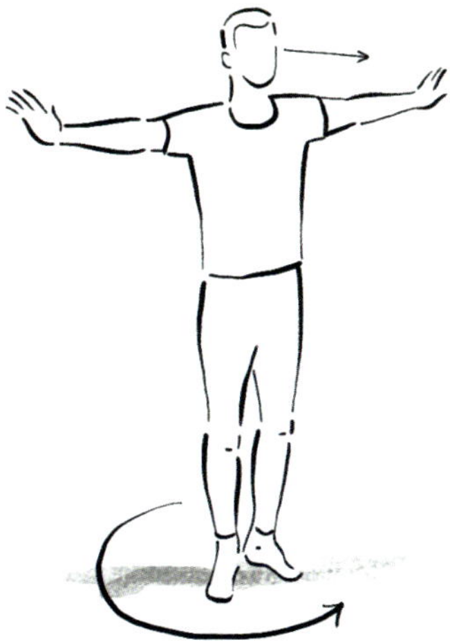

Kopf und Blick in dieser Richtung belassen und den Rest des Körpers mit ausgestreckten Armen in kleinen Schritten um die Längsachse gegen den Uhrzeigersinn nach links drehen.

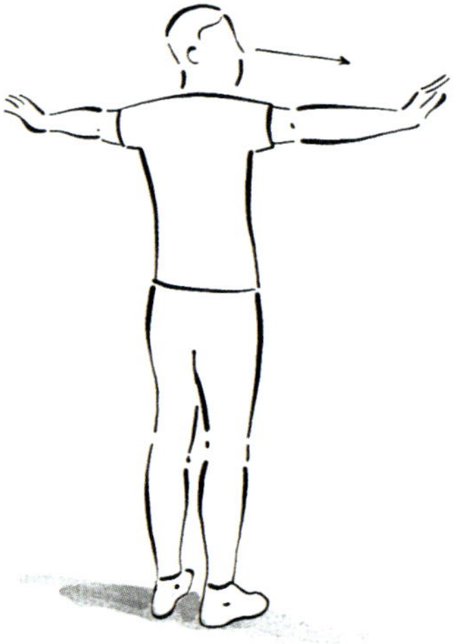

Wenn die rechte Hand in Richtung des ursprünglichen Bezugspunktes zeigt, die Drehung kurz anhalten.

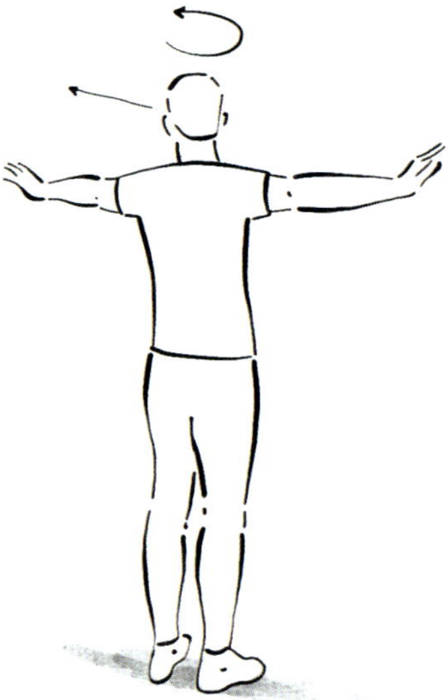

Jetzt Kopf und Blick etwa 180 Grad gegen den Uhrzeigersinn nach links drehen. Einen neuen, diametral zum ersten im Raum liegenden Bezugspunkt über der linken Hand wählen und fixieren. Kurz pausieren.

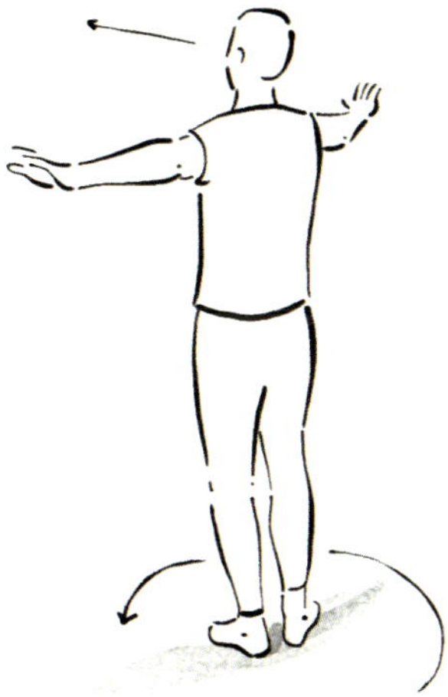

Den Körper wieder gegen den Uhrzeigersinn nach links drehen.

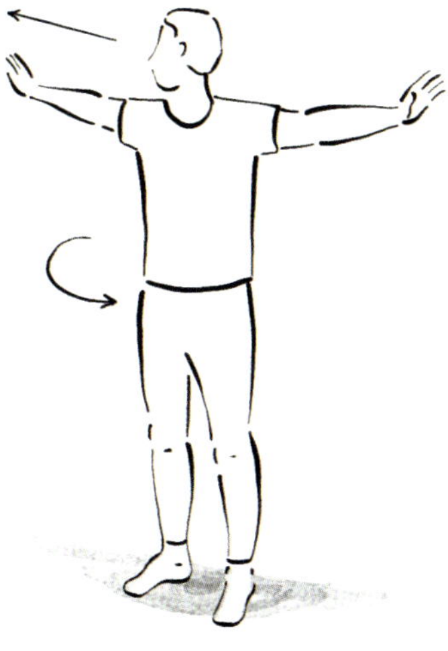

Wenn die rechte Hand auf den zweiten Bezugspunkt weist, kurz pausieren.

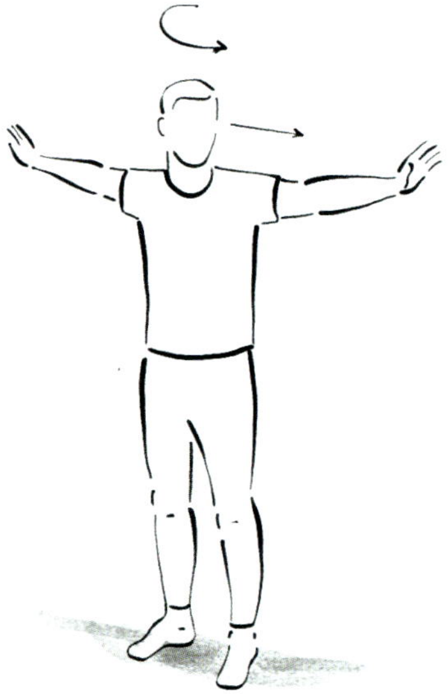

Kopf und Blick wieder gegen Uhrzeigersinn 180 Grad nach links drehen, bis der erste Bezugspunkt neuerlich in den Blick gerät.

Die Übung fortsetzen, bis sechs 360-Grad-Drehungen erreicht sind, anschließend in die Gegenrichtung ausführen.

Kernübung

Die Übung wie in der Einsteigervariante beschrieben ausführen, aber in einer durchgehenden Drehbewegung.

Langsam um die eigene Körperachse drehen, auf der bevorzugten Drehseite beginnen. Zwei diametral gegenüberliegende Punkte oder signifikante Gegenstände im Raum auswählen und in den Blick nehmen. Diese beiden Orientierungspunkte so lange wie möglich fixieren, ohne dabei die Drehung zu stoppen.

Während sich der Körper langsam um die Längsachse dreht, löst sich der Blick jeweils relativ ruckartig vom Bezugspunkt, dreht schneller als der Körper weiter und fixiert den diametral im Raum gegenüberliegenden Punkt.

Die Übung fortsetzen, bis sechs 360-Grad-Drehungen erreicht sind, anschließend in die andere Richtung ausführen.

Alle Rechte vorbehalten.
©CSV GmbH, Fahndorf/Wien 2020
Lektorat: Heike Bräutigam
Illustrationen: Andreas Posselt
Umschlaggestaltung & Layout: buero8
Satz: Judith Heimhilcher
Druck & Bindung: Aumayer Druck, Munderfing
ISBN 978-3-9502868-9-2
csv.at

10.

DIE KREUZSPINNE

Sie trägt ein Kreuz auf ihrem Chitinpanzer und wohnt in Wäldern und Wiesen, wo sie zwischen Bäumen oder Sträuchern ihre großflächigen, meist befestigten Netze baut.

Die Weibchen sitzen gern in der Mitte ihres Radnetzes. Die Männchen warten am Rand darauf, dass sich Beutetiere verfangen. Das Kreuz, Charakteristikum des achtbeinigen Spinnentiers, adelte es zum Glückstier: Wo Kreuzspinnen ihre Netze aushängen, dort soll Haus und Hof vor Blitzschlag bewahrt bleiben.

ZIEL DER ÜBUNG

Kräftigung der Oberschenkel- und Gesäßmuskulatur.
Beweglichkeit der Wirbelsäule sowie Hüft- und Sprunggelenke.
Verbesserung von Gleichgewichts- und Koordinationsvermögen.
Dehnung der Beinadduktoren
(Muskulatur der Oberschenkelinnenseite).